韓醫學 逍談

한의학 소담

韓醫學 逍談

한의학에 대해 한가로이 묻고 답하다

최병태 · 백진웅 · 홍진우 지음

부산대학교출판문화원

들어가는 글

2013년 1학기 마지막 시간이었다.
1학년들에게 "뭐든지 좋으니 주제에 구애받지 말고
평소 궁금해 하던 점에 대해 한 사람 당 한 개씩의 질문을 써서 제출하라."
라는 과제를 냈다.

혹시라도 부담을 느낄까봐 무기명으로 제출하게 해서인지
아니면 원래 학생들의 관심 분야가 넓어서인지
한의학 이론에 대한 의문에서부터 필자의 개인 취향에 대한 것까지
매우 다양한 질문이 제출되었다.

읽어보니 하나하나 모두 흥미로운 질문이었지만
그 중에서도 특히 두 가지 질문이
"한의학 전공 학생들에게 보다 논리적으로 한의학을 이해시키고 싶다."
라는 꿈을 갖고 교수가 된 나를 자극했다.

한 가지는
"Daum 지식 코너에 어떤 한의사 분이 한의대 교과서에 대해 쓴 부정적 글을 읽고 정말 우리는 이런 환경에서 공부하고 있는지 궁금해서 질문 드립니다. 그 분의 글 중에는 '짜깁기해서 일관성이 없다'라는 내용도 있는데 이미 어떤 과목의 교과서를 통해 충분히 느꼈습니다. 솔직히 공부할 때 열불이 났습니다. 가장 기본적인 '일관성'조차 부실한 교과서를 가지고 공부하고 있는 현실에 대해서요. 만약 이후에 배울 교과서도 대부분 이런 식이라면 학생들이 어떻게 공부해야 훌륭한 한의사로 성장할 수 있는지 궁금합니다."
라는 질문이었고

또 한 가지는
“교수님께서 기백(歧伯)이셨다면 『황제내경(黃帝內經)』[1]은 어떤 내용으로 채워져 있고 또 그 구성은 어떤 식으로 바뀌어 있을지 궁금합니다.”
라는 것이었다.

전자의 질문을 읽고 나서
나는 교수 중의 한 사람으로서 크나큰 부끄러움과 미안한 마음에 사로잡혔다.

이어 후자의 질문에서 아이디어를 얻어
2천여 년 전의 황제와 기백처럼
현 시점에서 논란이 되는 다양한 주제에 대한 문답을 기록으로 남김으로써
학생들에 대한 마음의 빚을 줄임과 동시에
교수가 된 애초의 목적을 일부라도 달성하기로 결심하였다.

이 책은 이렇게 시작하여
① 부산대학교 한의학전문대학원 전체 학생들의 질문을 추가로 취합 및 선별하여 질문 목록을 확정하고,
② 한의학 원전 연구와 강의를 담당하고 있는 필자와
한의치료기술연구와 해부학 강의를 담당하고 있는 최병태 교수님과
심계 내과학 강의와 진료를 담당하고 있는 홍진우 교수님과의 토론을 통해
기초한의학자, 생명과학자, 임상한의학자의 관점을 두루 제시하는 방식으로 완성하였다.

적극적으로 다양한 질문을 제출해준 학생들과
특히 질문의 수집과 선별, 원고 정리 등의 작업에 노고를 아끼지 않은
한의학전문대학원 6기생 최무진 군, 배승빈 양, 윤병철 군에게 감사드린다.

---

1) 한의학 최고(最古)이자 최고(最高)의 경전으로 알려진 『황제내경(黃帝內經)』은 황제(黃帝)와 그 신하들이 한의학에 대해 문답한 내용을 기록한 책인데, 황제의 물음에 기백(歧伯)이 답하는 내용이 대부분을 차지하고 있다.

배우는 사람과 가르치는 사람 간의
자유로운 질문과 대답은
신선한 시각과 성숙한 시각이 뒤섞이는 교류의 장이다.
이 교류의 장에서 해당 학문의 현 주소가 명징(明澄)하게 드러나고
미래의 모습이 창의적으로 모색된다.
그 좋은 예로 이 책이 자리매김하기를 바란다.

2014. 01. 31.
백 진 웅

이 책의 특징

1. 이 책의 등장인물은 한의학을 전공 중인 학생(이하 '학생'으로 약칭함), 한의학 박사 학위를 소지하고 한의학 원전 연구와 강의를 담당하고 있는 백진웅 교수(이하 '백'으로 약칭함), 이학 박사 학위를 소지하고 해부학 강의를 담당하고 있는 최병태 교수(이하 '최'로 약칭함), 한의학 박사 학위를 소지하고 한방 심계 내과학 강의와 진료를 담당하고 있는 홍진우 교수(이하 '홍'으로 약칭함)다. 단, 여기서 학생은 한 사람이 아니라 이 책에 소개된 질문을 제출한 다수의 한의학 전공 학생을 통칭한다.

2. '학생'의 질문에 '백', '최', '홍'이 대답하는 형식을 기본으로 책을 구성하였다.

예	학생 : 한의학을 공부하고 싶은 제 자신의 의지로 입학했습니다. 하지만 교수님들의 강의를 들으면서 오히려 흔들리고 힘들 때가 많습니다. 제가 애초에 가졌던 한의학에 대한 흥미와 의지를 변함없이 유지하며 나아가려면 어떻게 해야 합니까? 백 : 한의학에 대한 흥미와 의지가 강한 선배나 교수를 자주 못 만나서 생긴 문제입니다. 그런 사람을 자주 만나 대화를 나누면 됩니다.

3. 책의 흐름을 매끄럽게 하기 위해 학생이 제출한 질문은 적당히 각색하였다.

4. 애초에 '학생'의 질문 분야에 제한을 두지 않았기 때문에 이 책에서는 매우 광범위한 주제의 내용이 다루어졌다. 하지만 워낙 광범위한 주제라 모든 세부 내용을 다 다루기는 불가능했기 때문에 가급적 다수가 궁금해할만한 질문을 대표로 선정하여 답변을 달았다. 그리고 이를 편의상 '한의학 교과과정에 관한 질문과 대답', '한의학 이론에 관한 질문과 대답', '한의학의 과학

화 방향에 관한 질문과 대답', '개인적으로 당면한 문제에 관한 질문과 대답'의 네 가지 범주로 나누어 차례로 기술(記述)하였다.

5. 1장 '한의학 교과과정에 관한 질문과 대답'에서는 한의학과 교과과정의 특징을 간단하게 기술했고, 2장 '한의학 이론에 관한 질문과 대답'에서는 한의학 기초 및 임상 이론의 특징을 기술했고, 3장 '한의학의 과학화 방향에 관한 질문과 대답'에서는 1장과 2장에서 살펴본 내용을 바탕으로 한의학이 나아가야할 방향에 대한 모색을 시도했고, 4장 '개인적으로 당면한 문제에 관한 질문과 대답'에서는 상대적으로 주관적이고 개인적인 질문에 대해 간략한 대답을 제시했다.

6. 전공이나 기타 여러 가지 이유로 '백', '최', '홍' 중 한 사람만이 자신의 생각을 대답으로 제시한 경우도 있고, 두 사람 이상이 함께 제시한 경우도 있다.

7. 질눈과 대답 후에 재질문과 재대답을 필요한 만큼 추가함으로써 최초의 질문과 관련해 파생되는 내용까지 모두 포괄하여 다루려 노력했다. 단 4장은 한 번의 질문과 대답으로 구성하였다. 비교적 개인적인 질문에 많은 분량을 배정하기가 어려웠고, 또 1장에서 3장까지의 내용에 이미 어느 정도의 답변이 녹아있다고 판단했기 때문이다.

8. 한의학을 포함한 의학계열의 학문은 변화에 더딘 보수적 체계일 수밖에 없다. 비록 좋은 의도로 추진됐다하더라도 만약 하나 개선(改善)이 아니라 개악(改惡)이 되었을 경우, 인간을 대상으로 하는 학문 특성상 돌이킬 수 없는 결과를 초래할 가능성이 크기 때문이다. 또 보건의료체계에 속한 다양한 주체들 간의 역학관계도 고려해야 하기 때문이다. 하지만 이 책에서는 필요할 경우 한의학 이론 체계 중 개선 혹은 폐기해야 할 부분에 대한 의견 개진도 과감히 제시하였다. 이 책의 주목적은 한의학 전공 학생의 질문에 대해 학계의 여러 가지 관점을 폭넓게 소개하는 것이 아니라 학문적 선배로서 가급적 분명한 입장을 밝히고, 이를 통해 학생들 역시 분명한 자기 관점을 키워가도록 돕는 것이기 때문이다.

9. 이 책 전체를 흐르는 저자들의 주요 관점은 두 가지다.

첫째, 한의학은 그 자체로 훌륭한 의학 체계다.

둘째, 하지만 한의학을 서양 의학적으로 번역해서 서양의학과의 호환성을 획득해야 학문 발전은 물론이고 대중에게 인정받고 활용되는 실용의학으로서의 지위를 넓혀나갈 수 있는 시대가 되었다.

10. 이 책은 한의학에 대해 학생들과 교수 세 명이 정식 교과과정 안에서가 아니라 강의실 밖에서 나눈 일종의 사적(私的)인 지적 교류의 기록이다. 그러므로 이 책의 내용을 부산대학교 한의학전문대학원 학생과 교수의 보편적 생각이라고 일반화하지는 않길 바란다.

차례

Ⅱ-2. 한의학 임상 이론에 관한 질문과 대답

Ⅲ. 한의학의 과학화 방향에 관한 질문과 대답

Ⅳ. 개인적으로 당면한 문제에 관한 질문과 대답

Ⅰ. 한의학 교과과정

에 관한 질문과 대답

1. 『황제내경(黃帝內經)』 강의가 필요합니까?

● 학생 : 『황제내경(黃帝內經)』은 그 저자와 저작 시기조차도 정확히 알 수 없을 정도로 오래된, 적어도 2천여 년 전의 책이라고 알려져 있습니다. 2천여 년 전이면 지금과 비교할 때 거의 원시시대라 할 수 있는데, 그런 시대에 만들어진 책을 아직도 중요한 경전이라 강조하며 가르치는 이유를 모르겠습니다.

▶ 백 : 『소문(素問)』 81편과 『영추(靈樞)』 81편으로 구성된 『황제내경』에는 한의학의 원형(元型)이 보존되어 있습니다. 『황제내경 소문』에는 주로 한의학의 바탕 철학이라 할 수 있는 음양오행(陰陽五行) 사상에 근거한 생리·병리·진단·치료 원칙·양생 이론들이 폭넓게 기술(記述)되어 있고, 『황제내경 영추』에는 주로 침구 치료의 근간이 되는 경혈 및 경락 이론들이 다양하게 기술(記述)되어 있습니다. 따라서 한의학의 원형을 이해하기 위해서는 『황제내경』을 공부할 필요가 있습니다.

● 학생 : 교수님 말씀대로라면 『황제내경』은 한의학의 원형을 알기 위해 배우는 책이 됩니다. 그런데 이를 달리 해석하면, 만약 한의학 원형을 굳이 알 필요가 없다면 『황제내경』 역시 배울 필요가 없는 책이란 의미입니다. 물론 원론적으로야 뭐든 많이 배울수록 좋겠지만, 교수님께서도 아시다시피 학습해야할 절대량이 많아서 학생들에게는 늘 공부 시간이 부족합니다. 그런 상황에서 굳이 한의학 원형까지 알아야만 합니까?

▶ 백 : 학생의 질문에는 "한의학과 똑같이 인체를 대상으로 하는 학문인 서양의학의 경우에는 백 년 전의 지식만 하더라도 아무 쓸모가 없다. 마찬가지로 한의학도 당연히 그럴 것이다."라는 전제가 있습니다. 먼저 이 전제에 대해 짚고 넘어갑시다. 고대 히포크라테스 시대에서부터 중세 갈레노스 시대에

이르기까지의 서양의학의 방법론은 한의학과 유사한 점이 무척 많았습니다. 우주와 자연의 해석 방식을 적용해 인체를 해석하려 했고 또 종합적 기능 중심으로 인체를 파악했습니다. 다만 당시만 해도 서양의학은 구체적 약물 및 침구 치료 방법을 갖춘 한의학과는 비교할 수도 없을 정도로 낙후된 수준이었습니다. 그러다가 1543년 베잘리우스가 현대 의학의 필수 기초 인 해부학 발전의 토대가 된 해부학 저서 『인체 해부에 대하여』를 저술한 것을 필두로 서양의학은 인체의 구조와 그 구조에 근거한 기능 중심의 의학으로 급격히 전환됩니다. 이 전환은 기존의 서양의학과 현대의 서양의학을 완전히 별개의 것으로 분리시키는 근원적 변화였습니다. 그리고 그 전환을 출발점으로 최신 지식이 곧 기존 지식을 폐기 및 대체하는 새로운 지식이라는 직선적[2] 발전 모델이 정립됩니다. 하지만 한의학의 발전 모델은 이와 다릅니다.

● **학생** : 최신 지식이 기존 지식을 대체해야함과 이를 발전이라 부름은 당연한 일 아닙니까? 최신 지식이 기존 지식을 대체하지 못한다면 최신 지식을 개발할 필요도 없고 또 그걸 발전이라 부를 수도 없지 않겠습니까?

▶ **백** : 서양의학의 관점에서, 넓게는 서양 과학의 관점에서 본다면 학생의 말이 맞습니다. 하지만 학생이 갖고 있는 서양적 관점은 세상의 다양한 현상과 학문 이해에 도움과 편리를 주는 하나의 편향된 관점일 뿐입니다. 유일한 관점도 아니고 절대적으로 옳은 관점도 아닙니다. 따라서 서양의학의 직선적 발전 모델과는 구분되는 또 다른 발전 모델이 당연히 있을 수 있음을 감안해야 합니다.

● **학생** : 세상에는 다양한 관점이 있고, 또 모든 관점은 나름대로의 편리성과 동시에 편향성을 가진다는 교수님 말씀에 원론적으로는 동의합니다. 하지만 현 시대에 서양과학적 관점만큼의 효용성을 가진 또 다른 관점이 있다고는

---

2) 우주가 시작된 시점과 그 우주가 끝나는 종말의 시점이 단 한 번 있는데 현재 인류는 종말을 향해 나아가는 시간 속을 살아가고 있다고 보는 직선적 시간관이 있고, 이와 달리 우주의 시작과 종말이 끝없이 반복된다는 순환적 시간관이 있다. 여기서 '직선적'이라는 단어를 차용하였다.

생각하지 않으며, 따라서 서양의학의 발전 모델과 동등 수준 혹은 그 이상의 가치를 지닌 또 다른 의학발전 모델이 존재한다는 사실은 받아들이기 어렵습니다.

▶ **백** : 서양의학의 직선적 발전 모델의 가장 중요한 특징은 '새로운 발전' 이전의 지식체계는 낙후된 것으로 보고 폐기한다는 점입니다. 이와 달리 순환적 발전 모델이라 칭할 수 있는 한의학 발전 모델의 특징은 기존 지식 체계를 새로운 지식 발견의 보고(寶庫)로 보고 존중하면서 새로운 지식을 덧쌓아가는 방식을 채택한다는 점입니다. 다른 말로, 과거의 지식과 현재의 지식이 서로 되먹임(Feedback)하면서 발전을 추구하는 방식입니다. 한의학 이론도 살아남기 위해서는 시대별로 당시의 의가(醫家)들의 선택을 받아야 했습니다만, 일단 한 번 정설(定說)이라는 지위를 획득하고 나면 설령 반대 학파의 비판을 받는 경우라 할지라도 한의학 이론 체계 전체 내에서 일정 지분의 위치를 차지하게 됩니다. 심지어는 정면으로 반대되는 이론이라 할지라도, 예를 들어 "사람은 항상 양(陽)이 부족하므로 보양(補陽) 위주의 치료법을 써야 한다."라는 이론과 "사람은 항상 음(陰)이 부족하므로 보음(補陰) 위주의 치료법을 써야 한다."처럼 일견 모순돼 보이는 이론도 둘 다 일정한 가치를 인정받습니다. 사람에게서 발생하는 생명현상에는 양이 부족한 경우와 음이 부족한 경우가 모두 존재하기 때문입니다. 이런 식이다보니 한의학 이론은 오래 될수록 많은 의가(醫家)들의 이론적 및 임상적 검증을 거친 셈이 되어 더욱 존중받게 되었습니다. 그 대표적인 예가 『황제내경』에 수록된 이론들인데, 멀리는 『상한론(傷寒論)』을 저술하여 치료 의학의 시조(始祖)로 추앙받는 약 2천 년 전의 장중경(張仲景)에서부터 가까이는 『동의수세보원』을 저술하여 사상체질 의학의 시조(始祖)로 존경받는 이제마(李濟馬)에 이르기까지 역대 명의들은 모두 『황제내경』에 수록된 이론에 근거를 두고, 이를 구체화시켜 자신의 의학 이론을 정립하고 임상 실천을 하였습니다. 따라서 컴퓨터의 원형이라 할 수 있는 세계 최초의 전자 컴퓨터인 애니악(ENIAC, Electronic Numerical Integrator And Calculator)이 만들어진지 70년도 채 되지 않아 역사적 유물로서의 가치 밖에 지니지 못하는 것과 달리

『황제내경』에 수록된 2천여년 전의 한의학 원형 이론들은 오늘날의 한의학 이론들과 서로 되먹임하면서 여전히 현실적 의학이론으로서의 가치를 지니고 있습니다. 그러므로 『황제내경』에 수록된 한의학 원형을 배울 필요가 있는 것입니다.

● **학생** : 교수님 말씀을 듣고 보니 한의학이 발전해온 전통적 방식이 이해는 됩니다. 하지만 그 방식이 지금도 유지해야할 정도로 좋은 방식인지는 여전히 의문스럽습니다. 총론적 관점에서는 서양의학의 발전 모델도 교수님께서 말씀하신 한의학의 발전모델과 마찬가지라고 생각합니다. 기존 이론을 기반으로 해서 보다 정밀한 이론 혹은 새로운 이론을 만들어냄으로써 발전을 도모하는 방식은 모든 학문에서 공통되지 않습니까? 솔직히 좀 비판적으로 말씀드리자면, 새로운 개념이나 더 정밀한 기술을 계속 개발해내는 서양의학과 달리 기존 이론에 묶여 별다른 발전을 이뤄내지 못하고 있는 한의학 현실을 '한의학 고유의 발전 모델'이란 표현으로 합리화하는 듯한 느낌까지 듭니다[3].

▶ **백** : 학생의 생각이 틀렸다고 말하지는 않겠습니다. 그렇게 볼 수도 있습니다. 단 학생의 관점은 여전히 서양의학의 관점이 우월하다는 전제를 깔고 있음은 지적하고 싶습니다. 그리고 이에 대한 논의는 이런 저런 다른 질문과 대답을 조금 더 나눈 후로 미뤘으면 합니다. 근본적 주제라 먼저 다루는 것이 순서에 맞긴 합니다만 다른 질문과 대답 속에서 한의학과 서양의학의 방법론에 대한 다양한 측면에서의 비교가 어느 정도 자연스레 이뤄진 후에 다루는 것이 더 효율적이라 생각하기 때문입니다.

● **학생** : 네, 알겠습니다. 그렇다면 다시 『황제내경』에 대한 질문을 하겠습니다. 아직 한의학적 발전 모델이 옳다는 생각이 들지는 않습니다만, 이 주제에 대해서는 나중에 다시 다루기로 했으니 일단 한의학 원형 이론을 익히

---

3) 이 질문 내용을 보고 해당 질문을 한 학생에 대해 '한의학 전공 학생으로서 자기 학문에 대한 자부심의 얕음'이나 '한의학 전공 교수에 대한 예의 부족'을 꾸짖는 독자들이 있을까봐 '이 책에 나오는 질문은 이야기 흐름에 맞춰 필자가 학생들이 제출한 질문을 각색했음'을 다시 한 번 밝힙니다.

기 위해 『황제내경』을 배워야할 필요가 있다는 전제하에 여쭙겠습니다. 현대 중국어로 된 책이라면 최신 정보를 얻기 위해 원서를 볼 필요가 있을 수도 있겠습니다만 『황제내경』은 이미 고전(古典) 속에만 남아있는 죽은 글자인 고대 중국 한문으로 된 책이지 않습니까? 그런데도 굳이 이해하기 어려운 원문으로 배워야하는 이유는 무엇입니까?

▶ **백** : 원문으로 『황제내경』을 강의하는 교수가 이런 말 하면 이상하게 들리겠지만, 저는 현시점에서는 『황제내경』을 굳이 원문으로 배울 필요가 없다고 생각합니다. 오히려 한글로 『황제내경』을 배워야한다고 주장하고 싶습니다. 89학번인 제가 경희대학교 한의과대학에서 『황제내경』을 배웠던 1991-1992년만 해도 『황제내경』을 지금보다 훨씬 더 중요하게 생각했었고 또 이에 비례해 『황제내경』 강의 시수도 많았던 시기였습니다. 원문으로 『황제내경』을 학습할 학문적 분위기와 충분한 시간이 동시에 있었습니다. 하지만 지금은 그렇지 않습니다. 매우 중요한 과목이었던 『황제내경』은 다양한 과목 중 하나의 과목으로 그 비중이 축소되었고, 특히 한의학전문대학원의 경우에는 강의 시수도 절대적으로 부족합니다. 이 상황에서의 『황제내경』의 원문 학습은 강의 시수에 비례해야 할 학습 부담보다 더 큰 부담을 학생들에게 지우고, 원문 해석에 소비하는 시간 때문에 많은 분량을 다루지도 못하고 깊이 있게 다루지도 못한다는 문제점이 발생합니다. 따라서 한글로 『황제내경』을 강의하여 가급적 많은 내용을 깊이 있게 다루는 방식으로 바뀔 필요가 있다고 생각합니다.

● **학생** : 질문을 드리기는 했지만 강의 담당 교수님께서 『황제내경』을 한글로 학습하는 것이 더 낫다고 대답하실 줄은 미처 예상하지 못했습니다. 약간 당황스럽기도 하고 동시에 새로운 의문도 듭니다. 그렇게 생각하면서도 여전히 원문으로 『황제내경』을 강의하시는 이유는 무엇입니까? 혹시 다른 학교와 강의 형식을 통일해야 하기 때문입니까?

▶ 백 : 한의학 교육의 표준화라는 측면에서 다른 학교의 교과목을 살펴볼 필요는 있습니다만, 이 경우는 해당 과목을 어떤 문자로 강의하느냐의 문제이기 때문에 우리 학교 실정에 맞게 운용해도 아무런 문제가 없습니다. 또 "『황제내경』은 원문으로 강의해야 하지 않겠습니까?"라고 말씀하는 우리 학교 내 다른 교수님이 계신다 해도 『황제내경』 강의 효율성의 최종 판단 권한은 담당 교수인 제게 있기 때문에 제 판단대로 해도 무리는 없습니다.

● 학생 : 그렇다면 당장이라도 『황제내경』을 한글로 강의하시면 되지 않겠습니까? 교수님 뜻에도 맞고 학생들 학습 부담도 적어지니 모두에게 좋을 듯합니다.

▶ 백 : 지금 당장 그렇게 할 수는 없습니다. 그러기 위해선 선결되어야 할 문제가 있기 때문입니다. 바로 여러분들의 한자 및 한문 실력 향상을 위한 교과목의 도입입니다. 현재의 교과서와 논문에 수록된 한의학 주요 용어들은 모두 한자어이고, 주요 이론들의 일부는 한문 문장이 그대로 인용되어 있습니다. 그렇기 때문에 한자 및 한문 실력이 부족하면 한의학을 할 수가 없습니다. 그런데 여러분 대부분이 갖추고 있는, 사전만 있으면 웬만한 문장은 해석할 줄 아는 TOEIC 800점 이상의 영어 실력과는 달리 여러분들의 한자 및 한문 실력은 TOEIC 으로 따지자면 500점도 채 되지 않습니다. 주요 한의학 용어와 문장을 읽고 이해할 정도의 한자 및 한문 실력이 없는 상태에서 입학하기 때문에 이를 정규 교과목 내에서 교육해야 하는데, 이 역할을 현재의 『황제내경』 강좌가 일부 담당하고 있습니다. 그러므로 한문 강좌가 따로 도입되거나 기존의 한의학 한문 시수가 늘어난 후에야 『황제내경』의 한글 강의가 가능해집니다. 물론 여러분 대부분이 각자 알아서 TOEIC 800점 이상의 영어 실력을 갖췄듯이 학교 밖에서 알아서 일정 수준 이상의 한자 및 한문 실력을 갖춘다면 좋겠지만 그걸 기대하기는 현실적으로 어려우므로 부득이하게 『황제내경』 강좌 시간에 한문 교육을 겸하고 이는 셈입니다.

◉ **학생** : 다른 한의과대학에 재학 중인 친구에 의하면 자기 학교 교수님께서는 "『황제내경』 같은 한의학 고전들은 원문으로 읽어야 깊은 의미를 깨우칠 수 있다."라고 말씀하셨다고 합니다. 이 말씀에 대해서 어떻게 생각하십니까?

▶ **백** : 그 교수님께서 어떤 상황에서 어떤 의도로 말씀하셨는지를 모르니 그 분 말씀에 대해 왈가왈부함은 타당하지 않다고 생각합니다. 다만 『황제내경』 한글 강의에 대한 제 생각을 조금 더 덧붙이고 싶습니다. 소위 기술 선진국들의 앞선 기술을 배워야 하는 학과의 경우, 이왕이면 해당 국가 언어로 된 원서로 배우는 것이 더 좋음은 누구나 인정합니다. 그러나 그럼에도 불구하고 한글로 번역된 책으로 학습하는 학과가 대부분입니다. 그 이유는 바로 효율성 때문입니다. 한글로 봐도 이해하기 어려운 전문적 내용이기 때문에 번역자의 오류 등을 감안하더라도 한글로 학습하는 것이 더 효율적이기 때문입니다. 『황제내경』도 마찬가지입니다. 원문으로 보면 당연히 더 좋습니다. 하지만 초학자의 경우, 한문 해석에 급급하느라 그 이론의 역사적 및 현대적 의미에 대한 고민과 탐구에는 소홀한 경우가 적지 않습니다. 그러니 우선은 전공 교수님이나 기타 전문가들이 번역해 놓은 한글본으로 학습하고, 그 한글본보다 더 깊은 공부를 하고 싶은 사람은 그 때가서 원문을 읽으면 됩니다. 사실 강의 시간에 전공 교수님이 해설해주는 의미보다 더 깊게 『황제내경』 원문을 이해할 학생이 몇이나 되겠습니까? 원문으로 보나 한글본으로 보나 결국은 강의자의 '한글 해석'으로 배우는 것은 마찬가지이기 때문에 굳이 원문을 고집할 필요는 없고, 원문 해석에 소비되는 힘을 내용 이해에 집중하는 편이 더 효율적이라고 생각합니다.

▶ **최** : "이천 여 년 전에 쓰인 의학 서적이 현대 의학에 있어서 어떤 의미와 효용성을 가질까?"라는 물음은 저를 포함한 대부분의 비 한의학전공자들이 가장 기본적으로 묻는 질문입니다.

먼저 한의학의 원류를 이해하기 위해 『황제내경』을 배워야 한다는 당위성이나 방법론적인 면에 대해서는 백 교수님의 말씀에 기본적으로 동의함을 밝힙니다. 다만 여기에 덧붙여 조금 다른 측면에 대해 말씀드리자면, '의학서적으로서의 『황제내경』이 사람의 몸에 대해 어떻게 서술하고 있을까?'라는 해부학자로서의 당연한 호기심 때문에 개인적으로 이에 대한 서술을 모아 본 적이 있었습니다. 의외로 자세하고 많은 해부학적 서술에 놀랐습니다. 하지만 시대를 뛰어 넘는 상상의 나래를 펼치며 아무리 유추를 해 보아도 이들 구조물의 묘사와 기능 설명은 이해하기 애매하고 혼란스러웠습니다. 이것은 『황제내경』을 포함한 대부분의 한의학 서적에서 비 한의학전공자들이 받는 공통된 느낌입니다. 이런 느낌을 받는 이유에 대해 생각해 보았습니다. 『황제내경』에서는 많은 구조물에 대한 묘사와 더불어 생리적 기능도 자세히 서술하고 있습니다. 이런 면은 현대 의학의 '객관적 실체를 인정하며 이들의 메커니즘에 대해 상세히 설명하는 실재론(realism)적 입장'과 동일합니다. 그러나 많은 옛 의학 서적이 그렇듯이 『황제내경』의 메커니즘은 단순히 철학적 추론에 근거하고 있고, 이처럼 철학적 추론에 의해 성립된 의학 이론은 '사색적 실재론(speculative realism)적 입장'에 있기 때문에 현대 의학의 '실재론적 입장'과는 완전히 다릅니다.

한의학 이론은 『황제내경』이래 오랜 기간 동안 많은 저술을 통해 자신의 오류를 다듬으며 보다 세련되고 우아한 철학적 체계를 완성하였습니다. 이러한 사색적 의학으로서의 한의학에 『황제내경』은 오늘날까지도 큰 영향을 미치고 있으므로 이를 통한 한의학 원류의 탐색은 매우 중요하다고 할 수 있습니다. 그러나 원류에 대한 동경은 또 다른 관점에서는 학문적 혼란을 야기할 수도 있습니다. 예를 들어, 초기 『황제내경』의 경혈 이론은 체표의 위치에 근거한, 당시로서는 정확한 해부학적 지식의 바탕위에서 출발하였습니다. 하지만 이후 제시된 경혈의 메커니즘은 대부분 철학적 추론에 근거한 것이었으며, 시간이 흐를수록 점점 더 세련된 철학적 논리로 무장하게 되었습니다. 이러한 과정을 통해 한의학은 특유의 이론적 체계를 갖추게 되었지만 동시에 경험적 관찰과 실험에 의해 수정 및 발전될 수 있는 기회를 잃게 되었습니다. 그 결과 실체적인 사람 몸의 상태를 아직까지도 음양오행이라는 비인체적인 용어, 즉 비생명 체계의 용어로 설명하고 있습니다. 또 자연환경과 개인이 서로 조화를 이루어야 건강이 유지된다고 합니다. 이처럼 사색적 실재론자가 주장하는 인체 메커니즘에 대한 설명은 수행된 실험에 의해 제시되는 실제 메커니즘과 큰 차이를 보입니다. 예를 들어 동일한 발열 현상에 대한 한의학과 서양의학의 설명 방식은 완전히 다릅니다.

한의학에서와 마찬가지로 서양에서도 아리스토텔레스 이후 수 천 년 동안 순수한 사고만으로도 원리를 밝혀 낼 수 있다는 믿음이 있었습니다. 그래서 오늘날과는 상이한 지식체계로 메커니즘을 설명하였고, 이 때문에 서양의학의 옛 문헌도 오늘날의 시각에서는 낯설기는 마찬가지입니다. 하지만 이러한 믿음과 지식체계는 오랜 세월 뒤 갈릴레오와 뉴튼 등 선각자의 관찰에 의해 수정되었습니다. 서양의학은 18세기 이후 철학과 완전히 결별하였으며, 근대 이후 데카르트의 이원론적 사고체계 아래 폭발적이고 혁명적인 변화 및 발전 과정을 거쳤습니다. 반면 한의학은 『황제내경』 이래 많은 오류 수정과 보완을 거치며 발전하기는 하였으나, 서양의학의 혁명적인 변화에 비하면 큰 틀에서 벗어나지 못한 채 오늘날까지도 옛 정체성을 거의 그대로 지키고 있다고 할 수 있습니다. 『황제내경』은 그 이후의 수많은 한의학 서적과 함께 오늘날까지도 영향을 미치고 있으며, 그 중에서도 중요한 위치를 차지합니다. 그러나 실재 구조물에 대한 사유와 해석 내용은 시대적 간격만큼이나 큰 괴리감을 줍니다. 그래서 저와 같은 비 한의학전공자에게 『황제내경』은 실용적인 가치보다는 현대에 갇혀있는 서양의학의 고정관념을 해결하는 신선한 아이디어와 영감을 제공해 주는 원천으로서의 가치가 더 높습니다.

2. 한의학과에서 해부학을 왜 배웁니까?

● **학생** : 1학년 입학하자마자 해부학을 배우면서, 특히 고귀한 맘으로 당신들의 몸을 기증해 주신 분들의 시체(屍體)를 직접 해부하면서 인체 내부 구조에 대해 많은 것을 배울 수 있었습니다. 동시에 제가 정말 인체를 다루는 길에 들어섰다는 막중한 책임감과 생명에 대한 경건함 역시 느낄 수 있었습니다. 하지만 그럼에도 불구하고 해부학이 한의학과 무슨 상관이 있는지는 아직 잘 모르겠습니다. 해부학이 한의학과 어떤 관계가 있습니까?

▶ **최** : 해부학 강의를 한의학과의 관계만으로 한정 지운다면 별 의미가 없는 것 같습니다. 현재 교과서의 해부학적 설명이 한의학 이론과 서로 연계되어 설명되는 경우는 드물기 때문입니다. 즉 한의학의 개론적 이론을 설명할 때에는 가능하지만 하나하나의 세부적 각론을 해부학적 요인이나 실체와 맞추기는 어렵습니다. 동일한 사람의 몸을 대상으로 하면서도 이러한 괴리가 생기는 이유는 해부학에서는 관찰과 실험으로 검증된 구조와 기능에 대해 서술하는 반면, 한의학에서는 철학적 추론에 근거해 서술하기 때문입니다.

▶ **홍** : 허준 선생님께서 만약 지금 계신다면, 현대의 해부학을 공부하시지 않았을까요? 우리는 한의사이기 이전에 의사입니다. 환자의 진료에 도움이 될 수 있는 진리 탐구에 도움이 되는 지식들을 멀리 해서는 안 됩니다. 인체의 구조학적인 이해는 의학의 시작일 수밖에 없습니다.

▶ **백** : 혹시 해부학의 필요성에 대해서 선배들이 아무 말 하지 않던가요?

● **학생** : 몇 가지 이야기를 듣기는 했습니다. 예를 들면 "한의학도 인체를 대상으로 하는 학문이니 인체 내부를 직접 살펴봄은 기본이다.", "혈(穴) 자리 위치를 정확히 파악하기 위해, 또 혈관이나 신경 등 피부 아래 구조물에 대

한 이해를 통해 자침(刺鍼) 과정에서 발생할지도 모를 위험을 예방하기 위해서 필요하다."라는 이야기는 들었습니다.

▶ **백** : 그것만으로도 해부학을 배우는 이유는 충분하지 않습니까?

▶ **최** : 해부학의 효용성에 대해 말할 때 많은 경우 경혈의 위치나 자침(刺鍼)을 예로 들고 있습니다. 침습적 치료 기술이니만큼 몸의 구조에 대해 알아야 한다고 생각하기 때문인 것 같습니다. 하지만 오랜 세월의 경험에 의해 서술된 침구학 교과서에 이미 잘 묘사되어 있으므로 굳이 해부학적 지식이 없어도 침 치료는 가능합니다. 그러니 침 치료 말고 근본적인 측면에서 해부학의 필요성에 대해 한 번 생각해봅시다. 한의학도 사람의 몸에 대해 이야기를 풀고 있으니 사람의 몸을 알아야 함은 당연한 것이 아닌가요?

● **학생** : 두 분 교수님의 말씀이 아니더라도 해부학을 배울 필요가 없다고까지는 생각하지 않습니다. 다만 선배들 말씀이 한의학과에서 해부학을 배우는 이유의 전부라면 굳이 이렇게까지 자세하게 배울 필요가 있는지가 의문입니다. 주요한 뼈·장기(臟器)·근육·혈관·신경의 위치와 명칭만 익히면 충분하지 않겠습니까? 지금처럼 뼈에 존재하는 홈이나 미세한 가닥의 혈관, 신경까지 배울 필요는 없다고 생각합니다.

▶ **최** : 기본적인 교육 과정에서 복잡한 뼈의 홈이나 혈관 언급이 왜 필요하냐는 질문도 있을 수 있습니다만 이러한 생각은 한의학 고유의 교육과정에서 발생하는 오해로 보입니다. 해부학은 사람 몸의 기본적인 구조와 기능을 다루고 있습니다. 양방의학교육에서 해부학은 기초교과목으로서 후행 기초 및 임상교과목에서 계속 언급되어지며 심화된 지식 습득의 기초가 됩니다. 이와 달리 한의학교육에서 해부학은 다른 한의학 기초 및 임상과목과의 연계성이 떨어집니다. 즉 한방생리학·한방병리학·본초학 등에서 해부학을 활용해서 심화된 지식습득을 하는 경우가 많지 않습니다. 따라서 한의학의 범주에서 "왜 배워야 하느냐?"는 당연한 질문이라 할 수도 있습니다. 그러나

모든 학문에는 대상이 있습니다. 해부학의 대상은 여러분들이 실습하는 시체(cadaver)가 아니라 살아 있는 사람의 몸(living body)입니다. 알고 행하는 것과 모르고 행하는 것은 차이가 큽니다. 적어도 의료인이라면 사람의 몸을 대하면서 보지 않고도 알 수 있는 몸에 대한 심안(mind eye)을 기본적으로 갖추어야 하지 않겠습니까?

▶ 백 : 최 교수님의 답변에 조금 덧붙이겠습니다. 만약 "환자가 자신의 질병과 관련된 양방진단명을 갖고 내원하거나 혹은 양방적 지식으로 건강 상태를 진술할 때 그 용어들은 대부분 해부학에 근본을 두고 있다. 그러므로 환자와의 소통, 나아가 양방의사와의 소통을 위해 필요하다.", "부산대학교 한의학전문대학원 설립 목적인 한의학의 과학화·표준화·산업화·세계화의 실현을 위해서는 서양 의학적 연구 방법론의 채택이 필수인데, 해부학은 서양 의학적 연구 방법론 실천을 위한 기초 중의 기초다."라는 이유라면 어떻습니까?

● 학생 : 한의학의 대상인 몸에 대한 기본적 지식을 얻기 위해서도, 환자와의 대화를 위해서도 지금처럼 깊이 할 필요는 없다고 생각합니다. 특히 환자의 경우, 아무리 자기 질병이라 하더라도 뼈의 홈이나 작은 신경가닥까지 알지는 못할 것이기 때문입니다. 설사 그런 환자가 있다고 하더라도 매우 드물 것이며, 이 경우에는 그 때가서 자료를 찾아봐도 충분하다고 생각합니다. 다른 많은 과목들을 제쳐 놓고 그런 드문 경우를 위해 제한된 학습 시간과 능력을 많이 소비하는 것은 비효율적입니다. 그렇지만 양방의사와의 소통이나 한의학의 과학적 연구를 위해 지금처럼 깊이 있게 해부학을 배워야 한다는 의견에는 동의합니다. 다만 한의학과 졸업생 중 얼마나 많은 한의사가 양방의사와 협진을 할 지, 또 한의학의 과학화를 위해 연구자로 남을 인원이 얼마나 될 지는 의문입니다.

▶ 최 : 질문이 계속될수록 무언가에 갇혀 있다는 느낌이 듭니다. 한의학의 원리가 서양 의학과 다르다는 점은 알고 있습니다만 학생은 왠지 한의학을 인위적으로 서양의학과 완전히 다른 것으로 구분해 놓고 한의학의 지식체계만

을 고집하는 듯합니다. 물론 서양의학이 '가치중립적일 뿐 아니라 모든 것에 보편적으로 적용되는 지식체계이며 직선적으로 진보하는 학문'이라는 자만에 젖어 있음은 문제점이라고 생각합니다. 그러나 해부학은 세계 공통의 지식에 근거해 가르치고 있습니다. 민족별로 혹은 나라별로 일부 통계가 다소 다를 뿐 큰 차이가 없습니다. 그러므로 교과서에서 미세한 가닥이나 홈을 언급하였다면 의미가 있다고 봐야 합니다. 항상 작은 요인이 질병의 원인이 되는 경우가 많으니까요. 그리고 해부학적 기초 학습을 바탕으로 보다 심화된 의학지식을 축적해 나감은 당연히 환자에게 보다 나은 설명 제공을 가능케 할 뿐 아니라 같은 의료인간의 소통의 폭도 넓혀 줄 것입니다.

▶ **백** : 학생이 한의학과에서 해부학을 배우는 이유에 대해 이미 납득했으니 더 이상 논의할 필요는 없을 것 같습니다만 한 가지 이유를 더 덧붙이고 싶습니다. 여러분들이 현재 배우고 있는 교과과정 속에는 두 개의 독립된 의학, 즉 한의학과 서양의학이 모두 포함되어 있습니다. 통합 과목 속에 포함되어 있는 한방 생리 · 한방 병리 · 한방 진단학 · 경혈학 등은 한의학 과목이고 해부학 · 양방 생리 · 양방 병리 등은 서양의학 과목입니다. 한의학과 학생임에도 불구하고 사실상 한의학과 서양의학을 모두 배우고 있는 까닭은 '한의학이 서양의학에 비해 현저히 비주류 의학이기 때문'입니다. 힘이 약한 우리가 힘이 강한 서양의학을 배우는 것은 마치 국력이 약한 우리나라 국민들이 세계 공용어인 영어를 배워야 세계와 소통하며 살아남을 수 있음과 같습니다. 이런 측면에서 한의학자인 제 생각을 솔직히 말씀드리면, 해부학은 한의학과 아무런 연관이 없습니다. 주류 의학과의 소통을 위해 부득이하게 배우는 서양의학의 한 과목일 뿐입니다. 서양의학을 배우기 위한 필수 과목이기 때문에 해부학을 배우는 것입니다. 이 지점에서 "경혈학과 침구학에서 해부학 지식이 사용되니까 해부학을 서양의학 과목이라고 딱 잘라 분류하기에는 무리가 있지 않습니까?"라고 물을 수 있을 텐데, 제 대답은 "경혈학과 침구학은 해부학 없이 체계화되었고, 해부학은 서양의학을 위해 체계화된 학문입니다. 한의학이나 서양의학이나 똑같이 인체를 대상으로 했지만, 해부학은 서양의학에서 인체를 바라보는 시각에 근거해 정립된 학문일 뿐입니다. 서양의학에

익숙한 지금의 시각으로는 언뜻 이해되지 않겠지만, 한의학에서는 인체를 그런 식으로 보지 않았습니다. 그러므로 해부학은 분명히 서양의학 과목이 맞습니다."입니다.

▶ 홍 : 의대생들도 학생 때 배운 세세한 해부학 지식들을 모두 활용하지는 않습니다. 그럼 왜 배울까요? 의사 면허는 배운 지식의 활용만을 보장하는 기술 자격증이 아닙니다. 그럼 의사 면허가 운전면허와 다른 점이 무엇일까요? 의사는 평생학습을 해야 합니다. 세계적으로 미국, 일본, 유럽, 캐나다, 호주 등 대부분의 선진국에서는 의학교육을 학생 교육 단계인 Basic Medical Education, 졸업 후 수련 교육 단계인 Postgraduate Medical Education, 평생 교육 단계인 Continuing Professional Development의 3단계로 구분합니다. 이러한 의사의 평생학습을 위한 기본이 되는 학문들이 있습니다. 해부학 같이 학문의 근본 체계를 이루고 있는 과목들은 평생학습을 위해서 최소한 학창시절에라도 세세한 학습을 해 둘 필요가 있습니다. 이것은 21세기 의료 현장의 일부를 짊어지고 있는 한의사에게도 마찬가지라고 생각합니다.

● 학생 : 그렇다면 경혈학과 침구학에 해부학 지식이 활용되고 있음과 한의학의 과학화 연구 과정에서 해부학 지식이 활용되고 있음은 어떻게 봐야 합니까?

▶ 백 : 한의학과 서양의학 지식이 접목되는 과정이라고 봐야 합니다. 즉 해부학을 통해 초보적이나마 한의학이 서양의학과의 호환성을 획득해나가는 과정이라고 해석해야 합니다. 방금 언급한 '호환'이 바로 제가 드리고 싶은 이야기의 핵심 단어입니다. 의료보험 청구 비용으로 따질 때 5%도 되지 않는 비주류 의학인 한의학이 그 안에 내재된 가치를 정당히 평가하고 그 영역을 제 가치에 맞게 확장하기 위해서는 - 저는 침・뜸・부항・한약 등 한의학적 사유 방식이 녹아있는 치료법의 타당한 의료 시장 점유율은 80% 전후여야 한다고 생각합니다 - 현재 주류 의학인 서양의학과의 호환성 획득이 필수적

이고, 그 연결 고리의 가장 기초가 바로 해부학입니다. 그래서 전 한의학과에서 해부학을 제대로 배워야 한다고 생각합니다.

▶ 최 : 이 논의는 매우 상징적으로 보입니다. 오랜 사고의 결과로 탄생한 한의학의 우아한 생리학적 설명을 어떻게 해부학으로 상징되는 서양 의학적 학문과 호환시킬 수 있을까? 한의학적 구조물의 기능에 대한 설명은 형이상학적인 면에 치중되어 있기 때문에 이 둘 사이의 접목은 요원해 보일 지도 모릅니다. 또 한의학적 원리를 무조건 서양 의학적으로 설명하려는 것은 한의학의 독자성을 부정하는 것으로 보일 지도 모릅니다. 그러나 해부학을 단지 경혈학과 침구학에만 국한하여 활용한다면 이는 매우 편협한 적용입니다. 한의학의 발전을 위해서는 한의학의 모든 구조와 생리적 기능이 현대의 해부생리학적 지식으로 설명되어야 한다고 생각합니다.

3. 한방 임상 과목의 분과(分科) 체계가 한의학 특성에 부합합니까?

◉ 학생 : 대부분의 학우들이 서양의학에 익숙한 상태에서 한의학과에 입학하기 때문에 신입생을 교육하는 기초 과목 교수님들께서는 주로 서양의학과의 대비를 통해 한의학의 특성을 설명하십니다. 이 때 가장 많이 듣는 차이점 중 한 가지가 한의학은 종합적이고 서양의학은 국소적이라는 점입니다. 이 말대로라면 주로 인체 부위를 기준으로 나눈 서양의학의 임상 분과는 타당해보입니다. 하지만 장점이자 특징 중 하나가 '인체를 종합적으로 이해 및 치료하는 점'이라 주장하는 한의학에서 임상분과를 한방내과 · 한방재활의학과 · 한방부인과 · 침구과 · 한방신경정신과 · 사상체질과 · 한방안이비인후과 및 피부외과 · 한방소아과로 나누고, 한방내과를 다시 간계 · 심계 · 비계 · 폐계 · 신계로 구분하여 교육 및 임상에 임하는 현실은 이해하기가 어렵습니다.

▶ 백 : 의료 제도적 측면과 학문적 측면의 두 가지 관점에서 살펴봐야 할 문제인데, 먼저 의료 제도적 측면에서 말씀드리겠습니다. 근대 이후 시민의 권리가 증대된 것은 사실이지만 반대로 질서의 필요성이 증대된 것도 사실입니다. 다수가 각자의 권리를 최대한 누리기 위해서는 공동의 약속인 질서를 지켜야했기 때문입니다. 이 때문에 사회가 복잡하고 체계화될수록 그 사회를 유지하기 위한 질서, 다른 말로 제도의 중요성은 점점 커졌는데 의료계 역시 이러한 영향을 그대로 받았습니다. 의사에게 배타적 권리를 법률로 인정해주는 면허증을 발급하는 대신 그 면허증을 발급받기 위해서는 법률에서 정한 교육 기관의 과정을 이수하고 역시 법률에서 정한 시험에 합격해야 한다는 의무를 부여한 것이 그 대표적 예입니다. 가끔 해외토픽에도 나오고 국내 뉴스에도 나오는 소위 '야매(무면허 의료 시술자)'들이 의료법 위반으로 처벌되는 까닭은 의료 시장의 질서를 유지하기 위해서, 즉 모두가 약속한 제도를 지키기 위해서입니다. 만약 제도가 무시된다면 의료 시장은 물론이고 입법 · 행정 · 사법 등 모든 분야에서 혼란이 발생해 결국 무질서, 무정부 상

태가 되고 말 것입니다. 이 때문에 제도 안의 권리는 보호하고 제도 밖의 권리는 불인정 및 처벌함이 현대 사회의 기본 틀입니다. 한의학의 분과는 바로 이러한 사회적 틀에 맞춰 제도에 편입함으로써 제도권 의학으로 자리매김하고, 이를 통해 일정한 영역과 권리를 보호받기 위한 불가피한 선택이었습니다. "더 나은 방식으로 분과 제도를 개선할 수 있지 않는가?"에 대해서는 논의의 여지가 충분히 있지만, 서양의학을 기준으로 체계화된 대한민국의 의료 제도에 편입하기 위해서는 서양의학의 분과 체계에 준하는 방식으로 한의학 역시 분과할 수밖에 없었다는 점에 대해서는 이견이 없으리라 생각합니다.

▶ **홍** : 한의학을 지금의 서양의학과 비교할 때, 상대적으로 인체의 전반적이고 종합적인 측면에 관심을 기울이고 있는 것은 맞습니다. 하지만 그렇다고 해서 국소적인 접근을 포기한다는 뜻은 아닙니다. 마찬가지로 지금 한의학 임상과목이 분과되어 있다고 해서 한의학의 종합적인 접근 시각을 포기한 것은 결코 아닙니다.

● **학생** : 백 교수님 말씀의 뉘앙스는 "한의학의 임상 분과는 옳지 않지만 국가 의료 제도에 맞추기 위해서 어쩔 수 없었다."라고 느껴집니다.

▶ **백** : 그렇게 받아들였다면 제 표현에 오해가 있었나봅니다. 분과의 부득이한 배경을 설명하려는 의도였지 분과가 옳지 않다고 주장하려는 의도는 아니었습니다. 분과의 타당성에 대해서는 의견이 두 가지로 갈립니다. "조선시대 이전에도 한의학의 분과는 있었다. 따라서 분과 자체가 종합의학인 한의학의 정통성을 훼손하지는 않는다. 현재의 임상 분과는 각각의 전문 분야를 적절하게 나눈 것으로써 진료 효율성을 최대한 높였다고 할 수 있다."라는 의견과 "한의학은 인체를 하나의 통일체로 보는 의학이므로 어떤 형태의 분과든 분과 자체에 동의할 수 없다. 제도권에 들어가기 위해 불가피하다는 점은 인정하지만 학문적 정통성을 심각하게 훼손한 것도 사실이므로 그 왜곡을 최소화하는 쪽으로 제도를 운용해야 한다."라는 의견이 있습니다. 저는 두 의견 모두 일리가 있다는 중립적 입장입니다.

학생 : 서로 반대되는 두 의견 모두를 일리 있다고 받아들이신다니 이해가 가질 않습니다. 어느 한 쪽으로 치우칠 수밖에 없는 주제이지 않습니까?

▶ 백 : 만약 조선 시대 중기의 한의사가 현대의 한방병원에서 진료를 한다면 어느 과에서 진료를 담당하든 인체를 종합적으로 바라보는 시각을 바탕으로 국소진료에 임할 것이고, 만약 서양의학의 국소적 관점을 따르는 한의사가 조선 시대의 어의(御醫)가 된다면 분과가 없음에도 불구하고 인체의 각 부분을 단절된 조각으로 보고 진료를 할 것입니다. 물론 분과 제도가 한의사의 진료 형태에 미치는 영향이 적지는 않겠지만 더 중요한 것은 한의사 개개인이 한의학을 어떻게 받아들이고 어떻게 임상에 적용하느냐, 라고 생각합니다. 그래서 두 의견 모두 일리가 있다고 말씀드린 것입니다.

학생 : 한의학을 어떻게 받아들이고 어떻게 임상에 적용해야 합니까?

▶ 백 : 그걸 알기 위해 한의학과에 입학해서 힘겹게 공부하고, 졸업해서도 계속 공부합니다. 매우 중요한 질문이기는 하지만 그에 대한 답을 논의하기 위해서는 선결되어야 할 질문과 대답들이 많이 있습니다. 다른 질문과 대답을 통해 충분한 배경 지식을 쌓다보면 스스로 그 질문에 대한 답을 얻을 수 있을 것입니다.

4. 재시와 유급에 대하여

◉ 학생 : 시험이란 단순히 학생들의 학업성취 정도를 평가함에 그치는 것이 아니라 부족한 학생들을 끌어주는 계기도 되어야 한다고 생각합니다. 따라서 시험을 잘 못 본 학생이 있으면 불러서 상담도 하시고, 또 다시 기회를 줘서 재시험도 보게 하시면 좋을 것 같습니다. 제가 너무 이상적으로 생각하는 겁니까?

▶ 백 : 그 질문의 바탕에는 '학기말 평점 평균이 70점 미만이거나 한 과목 성적이 60점 미만일 경우, 1년간 유급되는 현행 제도는 너무 가혹하다'라는 생각이 깔려 있어 보입니다. 그래서 그 질문에 답하기 전에 먼저 묻고 싶습니다. 성적 낮은 학생을 불러 상담하고 재시험을 준 후, 그래도 성적이 부족해서 유급시키는 경우는 괜찮습니까? 제 질문의 요지는 유급 제도 자체의 필요성은 받아들이느냐는 것입니다.

◉ 학생 : 열심히 하지만 시험과 과제가 너무 많아서, 혹은 그 과목이 약해서 시험을 못 보는 경우가 있으니 이 경우에는 재시를 주시면 감사하겠다는 말씀입니다. 사실 생명을 다루는 의학계열의 특성상 유급 제도는 있어야 한다는 의견이 학생들 사이에도 적지 않습니다. 하지만 가족을 포함한 주변의 시선과 1년이라는 시간 손실 등 개인사(個人史)에 매우 큰 사건임에도 불구하고 교수님들께서 유급을 가볍게 생각하는 것 같다는 서운함도 적지 않고, 또 교육기관이니만큼 끝까지 구제하려는 노력을 보여줘야 하지 않느냐는 본질적 의문도 적지 않습니다.

▶ 백 : 학생의 말대로 한의학과를 포함한 의학계열에 1년 유급 제도가 있는 이유는 인간의 생명을 다루는 면허증과 관련된 학과이기 때문입니다. 바로 이점 때문에 한의학과는 교육기관인 동시에 면허기관이라 할 수 있습니다.

국가고시에 합격해야 한의사면허증을 부여받기는 하지만 응시자격을 얻기 위해서는 한의학과를 졸업해야 하므로 학교는 사실상 1차 면허 발급 기관입니다. 만약 여러분 가족을 진료하는 의사가 헐렁한 학교과정을 거쳐 면허를 획득한 의사라면 여러분은 어떻게 하시겠습니까? 당연히 배신감과 함께 의사 전체를 불신하게 될 것입니다. 그러므로 학생 개인의 개인사(個人史)가 아무리 안타까워도 이것 때문에 미달된 성적을 올려서 유급을 면하게 해 줄 수는 없고 - 학생들도 이것까지 바라지는 않겠지만 - 따라서 다소 엄격해 보이는 유급 제도를 시행한다고 해도 교육기관이자 동시에 면허기관인 한의학과의 본질적 성격에 어긋나는 것은 아닙니다. 다만 교수들이 유급을 가볍게 생각하는 것처럼 보였다면 그 점은 사과드립니다. 솔직히 전 가슴 아프지만 부득이하게 낙제 점수를 주는 교수들 밖에 못 봤기 때문에 학생들이 교수들을 오해한 것이라고 생각합니다만, 그래도 만에 하나 그리 보였다면 교수들이 반성해야할 문제라고 생각합니다. 이 정도 답변했으니 유급 제도가 있어야 한다는 점에는 서로 동의한 것으로 보고 '끝까지 구제하려는 노력', 즉 상담이나 재시에 대한 주제로 넘어가도 되겠습니까?

▶ **최** : 잠깐만요, 백 교수님. 저는 오랫동안 지속된 유급제도일지라도 왜라는 질문은 당연하다고 생각합니다. 정상적인 교수과정을 통해 일정 수준 이상의 학습목표를 달성하면 되는데, 굳이 유급이라는 제도 때문에 서로 불편할 필요가 있을까요? 차라리 계절강좌를 통해 미진한 학생의 학력을 일정 수준 이상으로 올리려는 노력이 더 나을 듯 합니다.

▶ **백** : 하지만 교수님도 아시다시피 전공과목의 계절강좌 운용은 쉽지 않잖습니까? 예를 들어, 계절강좌는 방학 때 많기 마련인 교수들의 외부 활동이나 연구 일정에 지장을 초래하기 쉽고, 또 2-3명 내외에 불과한 학생을 대상으로 하는 계절강좌의 특성상 엄정한 성적 부여가 어렵지 않겠습니까?

▶ **최** : 그 부분은 운용의 문제라고 생각합니다. 계절강좌를 운용하고 있는 학과들이 많으니 그 경험들을 참고해서 만약 '유급제도'보다 장점이 크다면 설

사 일부 문제가 있다 하더라도 계절강좌 도입을 적극적으로 검토할 필요가 있다고 생각합니다.

◉ 학생 : 계절강좌의 도입은 학생들 입장에서는 무척 환영할 만한 제도라고 생각합니다. 가능하다면 적극적으로 추진해주시면 감사하겠습니다. 다만 제가 알기로 의학계열은 모두 유급제도를 채택하고 있기 때문에 여기서는 유급제도가 있다는 전제하에 말씀을 이어가겠습니다. 저희도 성적이 부족한 학생을 억지로 진급시켜달라는 의미는 아니었습니다. 다만 상담이나 재시를 통해 어떻게든 학생들을 끌어가려는 노력을 해주셔야 하지 않는가, 바쁘신 건 알지만 그래도 학생들에 대한 애정이 있어야하는데 너무 무관심하신 것 아닌가?, 라는 아쉬움과 서운함을 주로 말씀드리고 싶었습니다.

▶ 백 : 상담이나 재시에 앞서 여러분들이 교수님들께 부탁드려야 할 사항이 있습니다. 바로 시험결과에 대한 빠르고 투명한 공개입니다. 저는 시험이 끝나면 일주일 내로 그 시험의 정답과 점수를 공개해야 한다고 생각합니다. 나아가 학생이 원한다면 답안지도 공개하고, 필요하다면 채점기준도 설명해야 한다고 생각합니다. 그래야 학생들이 그 과목에 대한 자기 수준과 보완점을 정확히 알 수 있고 이에 근거해 학업 성취도도 향상시킬 수 있기 때문입니다.

◉ 학생 : 좋은 말씀이십니다. 교수님들께서 그렇게 해 주신다면 좋겠습니다.

▶ 백 : 그런데 이건 제 생각일 뿐입니다. 주변 교수님들의 반응도 제 의견에 동의하시는 분과 "초등학생도 아닌데 자기 성적 자기가 알겠죠. 빨리 하건 늦게 하건 교수 개인의 상황에 맞춰 학기말 성적 처리기간 전까지만 하면 되는 문제라고 생각합니다."라고 생각하시는 분으로 나뉩니다. 그러니 학생들이 각 교수님들께 정중하게 부탁드리시길 바랍니다.

▶ 최 : 신속한 시험성적의 공개는 학생들로 하여금 자신들의 현재 학업 성취도를 파악할 수 있게 해주는 기본적 요소입니다. 따라서 평가 후 그 결과를 빠른 시간 내 학생들에게 공람시키는 것은 교수의 의무입니다.

● 학생 : 그런데 말씀드리나 안 드리나 원래 하시는 분은 하시고 안 하시는 분은 안 하십니다. 그래서 말씀인데, 두 분 교수님께서 나서서 다른 교수님들을 설득해 주시면 감사하겠습니다. 솔직히 아무리 바쁘셔도 학생 성적 관리를 우선순위에 두시는 것이 옳다고 생각합니다.

▶ 백 : 만약 바빠서 정답을 공개하지 않고 채점과 성적 공개를 늦게 한다면 그것은 옳지 않습니다. 학생 말대로 교수라면 학생 성적 관리를 우선순위에 둬야 합니다. 그러나 다른 이유라면, 예를 들어 "대학생 이상이라면 정답을 스스로 찾아야 한다. 그것도 공부다."라거나 "자기 성적 자기가 잘 관리해야 한다." 등의 이유라면 이것은 교수 개인의 교육 철학과 관련된 부분이기 때문에 옆에서 개입하기가 어렵습니다. 그래서 적극적으로 제가 나서기는 어렵습니다. 다만 이왕 말이 나왔으니 학생들의 의견을 교육실장을 맡고 계신 교수님께 전달은 하도록 하겠습니다.

● 학생 : 상담과 재시 문제는 어떻게 생각하십니까? 솔직히 말씀드려서 저희는 교수님들께서 번거로워서 안 하신다고, 즉 학생들에 대한 애정이 부족하기 때문에 안 하시는 것이라고 생각하고 있습니다.

▶ 백 : 단지 번거롭다는 이유 때문이라면 학생들에 대한 애정이 부족하다고 봐야겠지요. 하지만 "대학생 정도 되면 성적 관리는 자기가 해야 하고, 주어진 기회 내에서 일정한 성과를 거두어야 한다. 특히 사람 생명을 다루는 한의학을 하는 학생들이라면 성실한 자기 관리는 필수다."라는 교육 철학 때문에 그러시는 분들도 계십니다. 그렇기 때문에 교수들의 애정이 부족하다, 라고 단정 짓지는 않았으면 합니다. 그리고 교수들이 부를 때까지 기다리지 말고 필요하다면 먼저 상담을 신청하십시오. 학생이 상담을 신청하는데 이를 거절하는 교수는 없습니다.

◉ **학생** : 상담 문제는 저희가 적극적으로 신청하는 걸로 어느 정도 해결될 것 같습니다. 그런데 저희에게 더 절실한 문제는 재시입니다. 1년이 달려 있는데, 추가 기회도 없이 그냥 유급시키는 것은 너무 가혹합니다. 문제 출제와 채점 등의 번거로움이 있더라도 유급의 위기에 처한 학생에게는 재시를 주셨으면 합니다.

▶ **백** : 형평성을 생각한다면 유급의 위기에 처한 학생 뿐 아니라 장학금 탈락의 위기에 처한 학생에게도 재시를 줘야겠죠. 결국 재시를 준다면 모두에게 기회를 줘야 합니다. 그런데 이걸 한 번 생각해봅시다. 학습량이 많은 과목의 경우 시험을 여러 번 나눠봅니다. 이미 기회가 여러 번 주어졌다고 생각하지 않습니까? 또 다른 학과와 달리 한의학을 포함한 의학계열은 상대평가가 아니라 절대평가를 하고 있습니다. 충분히 유리한 조건이라고 생각하지 않습니까? 만약 재시가 주어진다면 여러 번 나눠 본 시험을 한 번에 봐야 합니다. 더 좋은 성적을 얻을 수 있을 것 같습니까? 전 이점에 대해서 회의적입니다.

◉ **학생** : 교수님 말씀은 잘 알겠습니다만 저희는 여전히 유급 위기에 처한 학생들에게 한 번의 기회를 더 주셨으면 좋겠습니다. 하지만 교수님 생각이 워낙 확고하시니까 더 말씀드리지는 않겠습니다. 대신 유급과 관련된 약간 다른 질문을 드리겠습니다. 학기말로 갈수록 유급 불안으로 과열된 학급분위기를 따라가기가 정말 힘이 듭니다. 아무리 봐도 외워지지가 않는 것 같습니다. "이러다가 진급을 정말로 못하게 되면 어떻게 하나?"라는 불안감도 더 심해지는 것 같습니다. 이런 상황을 잘 극복할 수 있는 방법이 없겠습니까?

▶ **백** : 우선 한 가지 분명히 짚고 넘어갑시다. 제가 강의 시간 중에 가끔 "시험과 과제물 때문에 힘드시죠? 건강 상하지 않게 조절해가며 적당히 하세요."라는 말씀을 드리는 바탕에는 "현재 배우는 내용은 훌륭한 한의사가 되기 위해 아무리 힘들어도 모두 다 익혀야 하는 내용이라고 모두 생각하고 있을 것이다."라는 전제가 깔려 있습니다. 정말로 적당히 하라는 뜻이 아니

라 말로나마 서로 격려하며 힘을 내서 끝까지 하자는 의미입니다. 왜냐하면 대학 입학과 동시에 수명이 다하는 고등학교 때 공부와 달리 지금 하는 공부는 졸업용이나 한의사 면허 획득용이 아니라 내 앞의 환자에게 평생 써먹을 지식이기 때문입니다. 따라서 '유급 불안으로 과열된 학급분위기'라는 표현은 옳지 않습니다. '한의사로 살아가기 위해 기본으로 알아야 할 내용을 익히기 위해 노력'하는 것이기 때문입니다. 그렇다고 해서 성적에 대한 부담이나 유급에 대한 불안 자체를 부정하는 것은 아닙니다. 저도 예과 1학년 1학기 때, 간신히 유급을 면한 평점을 받고 철렁했던 가슴을 쓸어내린 적이 있었습니다. 그 이후로 아무리 성적이 향상되어도 졸업할 때까지 늘 마음 한 편에는 유급의 불안감이 있었기 때문에 여러분의 불안감이 이해는 됩니다. 하지만 그것은 어쩔 수 없습니다. 한의사가 되기 위한 과정에서 반드시 지고 가야할 부담감입니다. 만약 '부담감'이나 '불안감'이 싫다면 앞으로 만나게 될, 당신 앞에서 자기 몸과 마음을 맡길 사람들의 '생명의 무게감' 혹은 '생명에 대한 책임감'이라고 생각하셔도 됩니다. 어느 쪽이든 한의사가 겪어야 할 일종의 숙명이라고 받아들이시길 바랍니다.

5. 정말 한의학 전공 교과서에는 문제가 많습니까?

◉ 학생 : "Daum 지식 코너에 어떤 한의사 분이 한의대 교과서에 대해 쓴 부정적 글을 읽고 정말 우리는 이런 환경에서 공부하고 있는지 궁금해서 질문 드립니다. 그 분의 글 중에는 '짜깁기해서 일관성이 없다'라는 내용도 있는데 이미 어떤 과목의 교과서를 통해 충분히 느꼈습니다. 솔직히 공부할 때 열불이 났습니다. 가장 기본적인 '일관성'조차 부실한 교과서를 가지고 공부하고 있는 현실에 대해서요. 만약 이후에 배울 교과서도 대부분 이런 식이라면 학생들이 어떻게 공부해야 훌륭한 한의사로 성장할 수 있는지 궁금합니다."

▶ 백 : Daum 지식 코너에 올라왔다는 글 내용을 자세히 소개해주시겠습니까?

◉ 학생 : 제목은 '한의대 교과서가 가진 문제점들'이고, "한의대 교과서에 대한 간략한 생각을 적으려고 하는데, 비단 한의대뿐만 아니라 대학교에서 사용하는 거의 모든 교과서에 공통되는 문제점이라고 본다.", "교과서는 그 학문의 시작과 끝이라 할 수 있는데, 한의대 교수님들의 교과서 제작 열정을 찾아보기 힘들다."라는 말로 시작합니다.

▶ 백 : 글 순서대로 한 가지씩 제 생각을 말씀드리겠습니다. 먼저 한의학 교과서에 여러 가지 문제점이 있다는 지적은 사실입니다. 교과서가 해당 학문의 시작과 끝이라는 주장에는 전적으로 동의하고, 한의대 교수님들의 교과서 제작 열정을 찾아보기 힘들다는 주장에는 많은 부분 동의합니다. 89학번인 제가 학교 다닐 때와 비교하면 점점 개선되어 가는 중이고 또 훌륭한 교과서도 일부 있습니다만 전체적으로 볼 때 한의대 교과서에는 여전히 문제가 많습니다. 현직 교수로서 책임감과 함께 미안한 마음을 가지고 있습니다.

◎ 학생 : 설마 했는데 교수님께서 그렇게 교과서 문제를 너무 쉽게 인정하시니 솔직히 좀 암울한 생각이 듭니다. 학문으로써의 체계화도 부족하고 또 이를 바로잡을 전문 인력의 역량과 의지도 부족하다는 생각과 함께 과연 이런 상황에서 제대로 한의학을 배울 수 있을 지 염려됩니다.

▶ 백 : 발전을 위해서는 불편하더라도 먼저 현 상황을 직시해야 합니다. 저도 미안한 마음을 뒤로 물릴 테니 여러분들도 암울한 기분은 잠시 물리고 일단 한의학과 교과서의 문제점을 하나씩 짚어봅시다. Daum 사이트에 올라온 글에서 제기한 교과서의 문제점을 하나씩 읽어주면 차례대로 답하도록 하겠습니다.

◎ 학생 : 이 글에서는 한의대 교과서의 문제점을 여섯 가지로 지적하고 있는데 첫 번째는 "실용적 가치가 없다 : 한의대생 누구도 교과서를 학문적 동반자로 여기고 신뢰하지 않는다. UCLA(University of California, Los Angeles) 메디컬 센터 현관에 '임상에 활용되지 않는 의술은 쓰레기에 불과하다'라는 말이 적혀 있는데, 이 말대로라면 한의대생들은 시험 통과를 위해 엄청난 쓰레기를 암기하는데 긴 시간을 소비하고 있는 셈이다. 시험을 칠 때마다 도대체 왜 우리가 임상에서 써먹지도 못할 원인·증상·치법·처방을 외워야하는지 깊은 회의에 빠지게 된다. 하지만 진급을 위해 울며 겨자 먹기로 외워야만 한다."라는 내용입니다.

▶ 백 : 교과서를 기초교과서와 임상교과서로 크게 구분한다면, 첫 번째 주장은 문맥상 임상교과서에 대한 문제 제기로 보입니다. 제 경험의 범위 안에서 말씀드리자면, 그 말은 사실입니다. 저도 진급을 위한 학교 시험과 한의사 국가고시 통과를 위한 목적 외에 교과서를 본 적은 한 번도 없습니다. 제가 본과 3학년 때 이런 일이 있었습니다. 지인 중 한 사람이 몸에 갑자기 수십 개의 종기가 났는데 병원 가서 몸을 보이기는 절대로 싫다며 어떻게 해야 하느냐고 문의해왔습니다. '처녀라서 부끄럽나보다'라고 생각하고 옷 위로 종기가 난 부위를 대충 짚어보라고 한 후 손길 닿는 부위를 살펴보니 족소양담경(足少陽膽經) 유주 경로를 따라 종기가 나 있었습니다. 그런데 마침 다

음날 강의 시간에 경락유주별로 종기가 났을 때의 치료원칙과 처방을 배웠습니다. 잘 됐다 싶은 마음으로 강의를 마치고 돌아가시는 교수님께 제 지인 이야기를 하고 "조금 전 강의 시간에 배웠던 대로 족소양담경 관련 처방을 사용하면 되겠습니까?"라고 여쭈었더니 당황스럽게도 "아니, 그러지 마. 잘 안 돼."라고 대답하셨습니다. 방금 전 강의했던 교수님도 내용을 부정하는 교과서를 어떻게 믿고 따르겠습니까? 물론 방금 든 예를 모든 교수님과 교과서의 문제로 일반화할 수는 없습니다만 임상교과서의 불신에 대한 상징적 사례로는 충분하다고 생각합니다.

학생 : 두 번째는 "짜깁기해서 일관성이 없다. 한의대 교과서 중에서 출처를 정확히 밝히고 학문적으로 엄밀히 제작된 서적은 없다. 저서에 교수이름이 들어가 있으나 사실은 석사과정의 대학원생이나 인턴 레지던트들이 중국책을 몇 개 모아서 날림으로 번역한 것이 오늘날 한의대교과서의 주류를 이루고 있다. 하도 여러 책을 짜깁기 하다 보니 같은 책 안에서조차 용어가 다른 경우가 허다하다. 더구나 중국 중의학 교과서와 서양의학의 해리슨 내과학 같은 책을 서로 짜깁기하고 버무렸기 때문에, 한의대생들은 한방과 양방이 죽도 밥도 아니게 섞인 묘한 이론을 배우게 된다."라는 문제 제기입니다.

▶ 백 : "중국책을 몇 개 모아서 날림으로 번역한 것이 오늘날 한의대교과서의 주류를 이루고 있다"라는 표현은 너무 과장된 시각입니다. 하지만 "짜깁기해서 일관성이 없다.", "중국 중의학 교과서와 서양의학의 해리슨 내과학 같은 책을 서로 짜깁기하고 버무렸기 때문에 한의대생들은 한방과 양방이 죽도 밥도 아니게 섞인 묘한 이론을 배우게 된다."라는 말은 일정 부분 사실입니다. 교과서를 만들 때 여러 책을 참고함은 필수지만 그 과정에서 논리의 일관성, 여러 이론의 합리적 결합 등의 문제를 간과해서 발생하는 문제라 할 수 있습니다.

학생 : 세 번째는 "한의대 교수들의 양방지식의 출처가 불분명하다. 한의대 교수들은 어디에서 양방지식을 습득하고 그것을 학생에게 주입시키는 것일

까? 그들이 한의대 강단에서 설명하는 양방지식은 거의 대개 독학으로 습득한 것이고, 독학으로 습득한 지식은 어설플 수밖에 없다. 하루 빨리 한의대 교수들이 가르치는 임상 양방을 양방 교수들이 가르쳐야한다고 생각한다. 왜 한의대 기초 양방과목은 의대교수가 가르치는데 임상 양방은 한의대 교수가 가르치는가?"라는 문제 제기입니다.

▶ 백 : "한의대 임상 교수들이 가르치는 임상 양방을 양방 교수들이 가르쳐야 한다."라는 세 번째 문제 제기는 무리가 있는 주장입니다. 한방 임상 교수들이 진료를 할 때 양방 진단명을 일부 활용하기 때문에 양방 진단 결과와 예후 등에 관한 언급을 하기는 하지만 이는 어디까지나 한방 진료의 보조 수단에 불과합니다. 이를 위해 양방 교수에게 임상 양방을 배울 필요는 없습니다. 만약 그 글의 주장대로 양방 교수에게 임상 양방을 강의하게 한다면 학생들 입장에서는 사실상 한방과 양방을 모두 배우게 됩니다. 현행 교과과정상 현실적으로 불가능합니다.

● 학생 : 네 번째는 "중국의 변증시치(辨證施治 : 증상을 분별하여 치료를 함)를 신봉한다. 한국 한의대의 교과서에는 중국식 변증시치만이 가득하다. 임상에서 거의 효용 되지 않는 변증시치, 그것도 양방 병명 아래 한방 변증시치를 끼워 넣는 매우 조악한 방식의 변증시치로 가득 차 있다. 임상적 근거나 자료도 거의 찾아 볼 수 없다. 더욱 심각한 것은 같은 질환에 대해 변증시치가 과목마다 다르다는 것이다. 예를 들어, 심계(心系) 교과서의 치매의 변증시치와 신계(腎系) 교과서의 치매 변증시치가 다르다. 이럴 때마다 한의학도들은 몹시 혼란에 빠지는데, 두 교과서의 변증시치가 다른 이유는 단 하나, 서로 다른 책을 보고 베꼈기 때문이다."라는 문제 제기입니다.

▶ 백 : 첫 번째와 두 번째에서 했던 문제 제기의 구체적 내용이라 할 수 있는데, 불행히도 많은 부분에서 사실로 보입니다. 다만 "서로 다른 책을 보고 베꼈다."라는 주장은 그렇게 단정 짓기 어렵습니다. 심(心)을 중심에 둔 치료법과 신(腎)을 중심에 둔 치료법은 각각 다를 수 있기 때문입니다.

학생 : 다섯 번째는 "엄청난 오자로 가득 차 있다 : 아마 우리나라 교과서 중에서 이만큼 오자가 많은 책도 드물 것이다. 어떤 과목의 교과서는 거의 매 페이지마다 오자가 나온다. 문제는 오자가 나와도 거의 수정하지 않는다는 것이다."라는 문제 제기입니다.

▶ 백 : 그런 교과서도 있음이 사실입니다. 하지만 대부분의 교과서는 개정판을 통해 계속 오자 수정을 하는 것으로 알고 있습니다.

학생 : 여섯 번째로 "비싸다. 물론 한의학과 수가 적으므로 수요가 한정되어 있기는 하다. 하지만 양방서적과 비교해 봤을 때, 그것도 대다수 한의대 교과서가 한의대 교수의 독창적인 저서가 아니라 하청을 주어서 중국책을 번역한 것임을 고려할 때 현재의 한의대 교과서 가격은 적당하지 못하다."라는 문제 제기입니다.

▶ 백 : 앞에서도 말씀드렸지만 대부분의 교과서를 중국책 번역이라고 보는 시각은 옳지 않습니다. 그리고 같은 두께의 양방 교과서와 비교할 때 비싼 책도 있고 싼 책도 있습니다. 그러므로 일괄적으로 한의대 교과서가 비싸다고 비판하기는 어렵습니다. 그리고 일부 비싼 교과서는 의대에 비해 현저히 적은 수요 때문이라고 봄이 타당합니다. 참고로 말씀드리면, 책 한권이 판매되면 저자가 받는 인세 수익은 보통 10%선입니다. 그런데 전국 공통 교재는 보통 10명 이상의 교수들이 공동 저작하므로 개인에게 돌아가는 인세는 1%도 채 되지 않습니다. 책값에 따라 달라지지만 몇 만원에서 몇 십만 원 정도의, 있어도 그만 없어도 그만인 수준에 불과합니다. 교수와 학생 사이의 학문적 대담 중에 격 떨어지게 이런 말씀을 구체적으로 드리는 까닭은 혹시 한 두 명의 학생이라도 교과서를 저술한 교수들이 돈 벌기 위해 가격을 높여 받는다고 오해할까 염려스러워서입니다. 그런 시각으로 교수를 바라보지는 않으셨으면 합니다.

● **학생** : 끝으로 "20년이 지나도록 한 번도 바뀌지 않는 교과서를 볼 때, 한의대생들은 한의대 교수들의 직무유기에 절망감을 느낀다. 물론 다른 학과의 교과서도 거의 개정되지 않는다. 하지만 한의대의 경우는 인간의 생명을 다루는 학문이다. 따라서 더욱 엄밀하게 확인하여 잘못된 부분은 즉각 고쳐나가야 한다고 생각한다."[4]라는 말로 마무리하고 있습니다.

▶ **백** : 지금까지 그 글에서 제기한 교과서 문제의 핵심은 "논리성, 합리성, 실용성을 갖춘 내용으로 교과서를 채워야 한다. 그리고 부족한 부분은 계속 개선해 나가야 한다."라고 요약할 수 있습니다. 전적으로 동의합니다. 물론 모든 분들이 그런 것은 아니지만, 한의대 교수들의 직무유기라는 비판에도 동의합니다. 하루빨리 뜻을 모아 개선해 나가야 한다고 생각합니다.

● **학생** : 교수님 뿐 아니라 다른 교수님 중에서도 교과서 문제를 제기하는 분들이 적지 않습니다. 심지어는 교과서 내용에 잘못된 것이 많다며 시험공부는 다른 자료를 참고하라 하시는 분도 계십니다. 이렇게 많은 교수님들께서 문제 인식을 함에도 불구하고 개선되지 않는 이유는 뭐라고 생각하십니까?

▶ **백** : 의학 계열은 원래 변화가 더딥니다. 급격한 변화가 만약 잘못되었을 경우 그 피해는 되돌릴 수 없기 때문에 변화가 더딜 수밖에 없습니다. 그 중에서도 기본적으로 기존 학설을 존중하며 새로운 학설을 쌓아가는 방식의 동아시아적 학문 전통을 성실히 따른 한의학의 경우에는 더욱 그렇습니다. 이게 첫 번째 이유고, 두 번째 이유는 앞의 글에서 언급한 것처럼 한의학과 교수들의 직무유기 때문입니다. 교수들이 교과서 문제에 대해 직무유기를 하는 이유는 "대체로 경력이 오래된 교수님들일수록 보수적 경향이 강한데, 그

---

4) 지금까지 인용한 Daum 게시판의 글은 표현 방식과 분량을 조금 각색하였음. 원문은 "http://k.daum.net/qna/openknowledge/view.html?category_id=QJ&qid=0sumV&q=%ED%95%9C%EC%9D%98%EB%8C%80%20%EA%B8%B0%EC%B4%88%20%EC%96%91%EB%B0%A9%EA%B3%BC%EB%AA%A9%EC%9D%80%20%EC%9D%98%EB%8C%80%EA%B5%90%EC%88%98%EA%B0%80%20%EA%B0%80%EB%A5%B4%EC%B9%98%EB%8A%94%EB%8D%B0&srchid=NKS0sumV"을 참고하기 바람.

런 분들이 각 학회에서 가진 영향력이 크기 때문에 몇몇 교수가 교과서 개선 문제를 제기해도 전체적 합의를 도출해내기 어려워 결국 달라지지 않는다."와 "학과와 교수를 평가하는 정부와 학교 당국의 기준이 대부분 연구 분야에 집중되어 있기 때문에 교육 분야 중 하나에 불과한 교과서 문제에 신경 쓸 여력도 의지도 없다."라고 크게 추정할 수 있습니다. 어느 쪽이건 교수들의 직무유기임에는 변명의 여지가 없습니다. 물론 교수님들 중 일부는 "내 과목 교과서는 충분히 훌륭하다."라고 말씀하실 수도 있을 텐데, 그런 교수님까지 직무유기라고 비판해서는 안 될 것입니다.

◉ 학생 : 부실한 교과서를 비싼 돈 주고 왜 구입해야 하는지 의문이 들 때도 있습니다. 훌륭한 한의사가 되기 위해서는 교과서가 아닌 교수님이 주시는 PPT 자료를 가지고 수업시간에 열심히 공부하는 것이 최선입니까?

▶ 백 : 앞에서도 말씀드렸듯이 한의학과 교과서 모두가 부실한 것은 아닙니다. 선배들 조언을 듣거나 직접 교과서를 훑어본 후 만약 부실하다는 판단이 들면 사지 마십시오. 그런 교과서는 살 필요가 없습니다. PPT 자료로 학교 시험을 보고, 졸업반 때 학생들이 만드는 국가고시 준비집을 가지고 한의사 면허 시험을 준비하시면 됩니다. 다만 부실하지 않은 교과서는 반드시 구매하십시오. 교과서 없이 PPT 자료만 보고 공부하는 학생을 보면 답답합니다. 시험을 위해서가 아니라 평생 써먹을 지식을 얻기 위해 공부하는 것인데, 요약본인 PPT 자료만 보거나 심지어 PPT 자료 중에서도 시험에 나올 만한 내용만 강의해 달라는 학생들을 보면 이 학생이 정말 한의사가 되고 싶은 사람이 맞나, 라는 생각까지 듭니다. 여기는 족집게 강사가 시험 성적 향상을 지상목표로 여기는 학원이 아닙니다. 다양한 내용을 두루 배우며 평생 학습을 위한 학문적 태도까지 기르는 곳, 즉 학교입니다. PPT 요약본이 아니라 교과서를 통해 전체 내용과 맥락을 이해하고, 그 속에서 중요한 내용과 덜 중요한 내용까지 구분해내는 능력을 키워야 합니다. 그러니 부실한 교과서는 대체 자료로 제시해 주는 교수님의 PPT 자료로 공부하고, 그렇지

않은 교과서는 반드시 구입해서 교과서로 공부하시길 바랍니다. 이 정도 했으면 이제 다음 주제로 넘어가도 되지 않겠습니까?

● **학생** : 교수님, 아직 이 주제를 마무리하실 때가 아닌 것 같습니다. 젤 처음에 했던 가장 중요한 질문 한 가지, 즉 부실한 교과서가 적지 않은 현실에서 학생들이 어떻게 공부해야 훌륭한 한의사로 성장할 수 있는지에 대한 답을 하지 않으셨습니다.

▶ **백** : 다른 교수님과 이런 이야기를 한 적이 있었습니다. 제가 "한의대 교과과정 중 일부 내용은 정말 쓸데없다는 생각이 듭니다. 우리라도 그런 내용은 없앴으면 좋겠습니다."라고 말하자 그 분은 "교수님도 그런 과정을 거쳐서 지금의 앎을 이루었고, 교수님 선후배 한의사들도 그래왔습니다. 교수님 생각이 그렇다고 해서 수십 년간 한의학과에서 행해지던 교육 내용을 한 순간에 없애서는 안 된다고 생각합니다."라고 말씀하셨습니다. 충분히 일리 있는 말씀이었습니다. 그래서 더 이상 이야기 하지 않았습니다만 솔직히 저는 속으로 "학교에서 교수님들께 배운 부분도 있지만 저 같은 경우는 학교 밖 선생님들, 그리고 학교에서 가르치지 않은 『동양의학혁명 40일 강좌』·『방약지침』·『소문대요』·『동의보감』 등을 혼자 읽으며 익힌 내용도 많았습니다. 그러므로 만약 학교 교과과정과 교과서가 잘 정비되어 있었더라면 훨씬 더 효율적으로 한의학을 익힐 수 있었을 것입니다."라는 생각을 했었습니다. 그렇다고 해서 제게 한의학을 가르치셨던 은사님들을 비판하고 싶은 의도는 전혀 없습니다. 훌륭한 교수님들도 많으셨고, 또 당시 교수님들의 입장에서는 그 시절에 맞는 역할을 충분히 하셨다고 생각합니다. 하지만 제가 한의학과에 입학했던 89년 이후로 이미 24년이 지난 지금은 바뀌어야 합니다. 그동안의 시행착오를 바탕삼아 좋은 점은 유지하고 나쁜 점은 개선해야 합니다. 그래서 학교 과정과 교과서를 열심히 공부하면 훌륭한 한의사가 되기 위한 기초를 충분히 갖출 수 있게끔 교육환경을 발전시켜야 합니다. 그런데 그러기 위해서는 먼저 한의사의 직능이 명확하게 규정되어야 하고, 이에 맞게 교육목표와 내용이 수정되어야 하고, 한의사 국가고시 출제 내용

이 변경되어야 하는 등 한의학 전 분야에 대한 대대적 검토와 개선이 이루어져야 합니다. 이렇게 우리가 다양한 질문과 대답을 주고받는 이유도 그 방향성을 모색하기 위한 노력 중 하나라 할 수 있지만, 이 정도로는 전혀 변화를 일으키지 못한다고 할 수 있을 정도로 방대한 문제임을 인식하고 한의학과 교수는 물론이고 한의학계의 역량을 보다 집중해야 한다고 생각합니다.

◉ **학생** : 옳으신 말씀입니다. 교수님 말씀대로 결코 쉽지 않은 거대한 작업이라고 생각합니다. 저희와 교수님의 대화도 그 작업 중 하나라 생각하니 왠지 책임감과 뿌듯한 맘이 듭니다. 그런데 앞으로의 개선은 당연히 적극적으로 해야겠지만, 현재의 교과과정을 겪어야 하는 저희는 어떻게 해야 훌륭한 한의사가 될 수 있겠습니까?

▶ **백** : 지금까지로 충분한 답이 되지 않았습니까? 민감한 내용이라 조금 돌려 말하기는 했지만 이미 다 이야기 했습니다. 하지만 직접적으로 듣기를 그렇게 집요하게 요구하니 다시 한 번 정리해서 말씀드리겠습니다. 비효율적 요소가 적지 않기는 하지만 저를 포함한 한의사 선배들이 다 거쳐 온 과정이니 더 나은 대안이 마련될 때까지는 현재의 학교과정과 교과서를 충실히 공부하면서, 교과서 외의 서적이나 특강들을 통해 필요한 부분을 보충하도록 하십시오.

Ⅱ. 한의학 이론
에 관한 질문과 대답

Ⅱ-1. 한의학 기초 이론에 관한 질문과 대답

1. 한의학적 관점이란 무엇입니까?

● 학생 : 한의학과에 입학 후 한의학 전공과목을 배울 때 교수님들로부터 가장 자주 듣는 말씀 중 하나가 "한의학 고유의 사유 방식, 즉 한의학적 관점으로 한의학을 바라봐야지 서양 의학적 관점으로 한의학을 이해하려 해서는 안 된다."라는 것입니다. 그런데 입학한 지 1년이 된 저는 물론이고 졸업반 선배님들도 한의학적 관점이 무엇인지 잘 모르겠다는 분들이 적지 않습니다. 한의학적 관점이란 대체 어떤 것입니까?

▶ 백 : 여러분들이 현재 인체와 질병을 이해하는 방식이 바로 서양 의학적 관점입니다. 반면 한의학적 관점이란 『황제내경』 등의 한의학 원서에 수록된 이론대로 인체와 질병을 이해하고 치료하는 방식이라고 할 수 있습니다. 그런데 거의 모든 한의학과 학생들이 20년 이상 서양과학 및 서양 의학적 관점만 접하다가 한의학과에 입학 후 처음으로 한의학적 사유방식에 대해 듣고 배웁니다. 그런데 몇몇 강의시간을 제외한 생활 전체는 여전히 서양 의학적 관점으로 가득합니다. 이 때문에 마치 20년간 한국어만 배우다가 대학 입학 후 처음으로 영어를 배우는, 강의 시간을 제외한 일상은 한국어 환경에 처해 있는 학생의 영어가 쉽게 늘지 않는 것과 마찬가지로 여러분들 역시 한의학적 사유 방식을 갖기가 쉽지 않을 것입니다.

● 학생 : 그 비슷한 말씀을 다른 교수님께도 들은 적이 있습니다. 또 어떤 교수님께서는 서양 의학적 관점으로 한의학을 비판한다고 꾸중을 하시기도 하였습니다. 하지만 어떻게 해야 한의학적 사유 방식을 익힐 수 있는지에 대해서 구체적으로 알려주신 분은 없으셨습니다. 어쩌면 교수님들께서는 부지런히 일러주셨는데 저희가 못 알아들었을 지도 모르겠습니다만 적어도 제 주변의 학생들은 그렇게 생각하고 있습니다. 그래서 여쭙는데, 저희가 한의학적 관점을 가지려면 구체적으로 무엇을 어떻게 해야 합니까?

▶ **백** : 처음에 말씀드린 것처럼 현재 여러분이 인체와 질병을 바라보는 방식이 바로 서양 의학적 관점입니다. 그런데 이와 다른 방식으로 인체와 질병을 바라보는 방식을 상상할 수 있겠습니까? 아마 전혀 감이 안 잡힐 것입니다. 그래서 솔직히 전 여러분들이 한의학적 사유 방식을 익히는 것은 거의 불가능하다고 봅니다.

● **학생** : 예? 그럼 어떻게 한의학을 할 수 있습니까? 많이 당황스러운 답변이십니다.

▶ **백** : 한의학과에 재학 중인 여러분들이 한의학적 사유를 배울 수 있는 방법으로는 한의학 고전 의서를 통해 독학(獨學)하는 것과 한의학 선배인 교수를 통해 배우는 것이 있습니다. 그런데 자기가 원래 가지고 있는 것과 다른 어떤 학문의 사유 방식을 책만 보고 독학한다는 것은 스스로 코페르니쿠스적 인식의 전환을 일으켜야 한다는 의미이므로 극소수의 천재가 아니고서는 불가능합니다. 두 번째 방법인 교수들을 통해 배우려면 먼저 교수들이 한의학적 사유 방식을 가지고 있어야 합니다. 그런데 과연 그런 교수들이 얼마나 될지 저는 무척 회의적입니다. 저만해도 한의학적 사유 방식을 익히기 위해 노자 사상 · 인도의 명상법 · 불교의 화두법 · 유학의 『주역』 등을 다양하게 공부했습니다만 "한의학적 사유 방식을 갖추었느냐?"라고 묻는다면 "그렇지 않다."라고 대답해야 하는 편에 가까울 것입니다. 왜냐하면 저 역시 여러분과 마찬가지로 서양 의학적 관점에만 20년간 노출된 상태에서 한의학과 입학 후 처음으로 한의학적 사유 방식이라는 것을 배웠기 때문에, 또 그러면서도 서양 의학적 관점 가득한 환경에서 살았기 때문에 수많은 시간과 노력에도 불구하고 한의학적 관점을 제 인식 체계에 성공적으로 심지 못했습니다. 일단 제 컴퓨터의 기본 운영 체제인 윈도우즈가 실행되고 나면 그 어떤 작업을 해도 윈도우즈 체제 내에서의 작업인 것처럼, 서양 의학적 방식으로 기본 세팅이 된 제 사유 체계로는 아무리 노력해도 그 방식을 기본으로 해 인체와 질병을 바라볼 수밖에 없었던 것입니다. 즉 저는 어린 시절부터 제게 심어진 서양 의학적 방식으로 『황제내경』이나 『동의보감』을

바라보고 이해할 수밖에 없었다는 말씀입니다. 선배님들은 모르겠지만 적어도 제가 만난 제 동기와 후배들도 저와 다르지 않았습니다. 이렇게 여러분들을 가르치는 교수들 중 다수가 한의학적 사유를 하지 않음이 분명한데 여러분들이 어떻게 그것을 배우겠습니까? 그래서 저는 여러분들이 한의학적 사유 방식을 익힐 수 있으리라고는 생각하지 않습니다.

● **학생** : 대부분의 교수님들께서 한의학적 사유를 하지 않으신다니 놀랍습니다. 믿기 어렵습니다.

▶ **백** : 어쩌면 제가 잘못 알고 있는지도 모릅니다. 교수님들께 직접 "교수님께서는 한의학적 사유방식을 갖고 한의학을 하십니까?"라고 한 번 여쭈어 보십시오. 서양의학과 다른 형태로 발전해 온 한의학이 존재하고 또 한의학 선배님들께서 늘 강조해 왔음을 볼 때 한의학 고유의 사유 방식이 있음은 분명합니다. 저 역시 한의학과에 입학한 직후부터 서양의학적인 것과 구분되는 한의학적 사유방식을 갖기 위해 많은 노력을 해왔기 때문에 한의학에 내재되어 있는 한의학적 사유방식을 일정부분 획득하기는 했을 것입니다. 하지만 서양의학과 완전히 대비되는 순수 한의학적 사유방식을 갖추었냐고 묻는다면 "뜻을 이루지 못했다."라고 말씀드리는 편이 솔직한 대답이라는 것입니다.

● **학생** : 만약 교수님 말씀대로 한의학적 사유를 하지 않는다면 한의학을 제대로 할 수 없지 않습니까?

▶ **백** : 저도 그렇게 생각했었기 때문에 한의학 고유의 사유방식을 갖기 위해 노력해왔습니다. 하지만 이미 서양적 사유방식이 제 사고의 기본 체계로 세팅됐음을 스스로 인정한 순간 생각이 바뀌었습니다. 동아시아 의학에 관한 독일의 유명한 학자 폴 운슐트(Paul Unschuld)는 이런 말을 했습니다. "중국 최초의 통일 제국인 한(漢)나라의 유지 및 운영을 위해서는 중국 대륙에 산재한 도시들을 하나로 이어주는 현실적 교통 체계와 함께 그 체계를 뒷받침할 사상적 체계가 필요했다. 이런 정치 및 사회적 필요에 의해 국가를 중앙

과 지방이 유기적으로 연결된 하나의 통일체(統一體)로 파악하는 사상 체계가 형성되자 사회 전 분야에서 그 영향을 받았다. 그 중 하나가 인체를 하나의 거대한 순환 체계로 파악하는 한의학의 경락 학설이다."[5] 저는 이 주장이 매우 설득력이 있다고 생각합니다. 뜬금없이 이 이야기를 하는 이유는 동 시대의 보편적 사유 방식의 영향을 - 다른 말로는 사회 문화적 흐름을 - 벗어나서는 그 어떤 학문 분야도 유지 및 발전할 수 없다는 말을 하고 싶어서입니다. 『황제내경』에서 음양오행설을 이용해 생리・병리・양생법 등을 설명한 까닭도 그 시대의 보편적 철학 사상이 음양오행이었기 때문입니다. 즉 그 시대의 보편적 사상으로 인체와 질병을 해석했던 것이지 만고불변의 진리로 예전부터 음양오행이 내려왔기 때문이 아닙니다. 그런데 이제 시대의 보편적 사유 방식이 바뀌었습니다. 누구도 음양오행설로 세상과 인간을 바라보지 않습니다. 그러므로 오늘날의 보편적 사유방식, 즉 여러분이나 제가 인체와 질병을 바라보는 방식으로 한의학을 볼 때가 되었다고 생각하며, 이렇게 한다고 해서 한의학을 제대로 하지 않는 것은 아니라고 생각합니다.

● 학생 : 하지만 한의학적 사유 방식에 의해 한의학이 형성되었으니 한의학적 사유를 하지 못하면 한의학을 제대로 이해하지 못하는 것 아닙니까?

▶ 백 : 한 때 저도 그렇게 생각했었습니다. 하지만 그런 생각의 바탕에는 한의학적 관점과 서양 의학적 관점을 완전히 다른 것으로 구분하는 오류가 깔려 있었습니다. 한의학은 2천여 년 전이나 지금이나 별로 달라지지 않았다고 생각하는 분들이 적지 않습니다만, 실제로는 시간의 흐름에 따라 여러 지방간의 교류가 활발해짐에 비례해 각 지방에서 독립적으로 발전하던 많은 한의학 이론이 서로 충돌하고 결합하고 소멸하는 등 무수히 많은 크고 작은 변화를 겪어왔습니다. 그럼에도 불구하고 일반적으로 한의학은 별로 변화를 겪지 않았던 것으로 보이는 까닭은 동아시아의 기본적 사유 체계인 통일체론과 음양오행설이 한의학의 주류 철학이라는 점이 달라지지 않았기 때문입

5) 운슐트 지음, 홍세영 번역. 의학이란 무엇인가. 궁리출판사. 서울. 2010.

니다. 그러다가 1900년대에 접어들면서 한의학은 주류 철학이 변경된 시대, 전혀 다른 철학을 가진 서양의학이 주류인 시대와 본격적으로 맞닥뜨리게 되었고, 그 이후부터 지금에 이르기까지 그전에는 경험하지 못했던 혁명적 충돌을 겪으면서 다양한 시행착오를 겪어왔습니다. 그리고 이제는 그 결과를 정리해 새로운 한의학의 방향성을 추구할 때가 되었습니다. 이러한 시점에서 학생이 방금 제기한 "한의학 고유의 사유 방식을 갖지 않으면 한의학을 못하지 않습니까?"라는 질문은 매우 중요한 의미를 갖습니다. 만약 그 질문에 "예, 그렇습니다."라고 답하면 한의학 교육과 임상은 옛 시대의 사고 체계와 방법론을 최대한 유지 및 전승하는데 힘을 기울여야 하고, "아뇨, 그렇지 않습니다."라고 답하면 현 시대의 사고 체계와 방법론을 도입한 한의학을 하는데 힘을 기울여야 하기 때문입니다. 저는 후자의 입장입니다. 물론 현 시대의 관점으로 한의학을 이해하는 과정에서 전통 한의학을 왜곡하거나 오해하는 부분도 있겠지만 그보다는 현 시대에 통용되는 보편적, 상식적 사유 방식으로 한의학을 이해하는데서 오는 장점이 훨씬 크다고 생각하기 때문입니다. 예를 들어, 여러분들이 한의학을 훨씬 쉽게 이해할 수 있게 되고, 일반 국민들이 한의학을 더 신뢰하며 이용할 수 있게 되고, 국가 의료 제도에도 더욱 깊이 편입될 수 있을 것입니다. 그러므로 저는 지금까지 한의학을 체계화시켜온 한의학 고유의 사유 방식을 따라야만 한의학을 잘 할 수 있을 것이라는 생각에서 벗어나야 한다고 생각합니다. 한의학적 사유 방식과 서양의학적 사유 방식이 분명히 다르기는 하지만, 사실 두 방식 모두 '인체와 질병의 합리적 이해를 위한 도구'라는 공통점도 갖고 있습니다. 따라서 우리 시대에 현재 통용되고 있는 합리성에 부합하는 방식으로 한의학을 이해하고 활용함이 중요하지 꼭 전통적 방식을 고집할 필요는 없다고 생각합니다. 게다가 우리는 "옛날 한의서(韓醫書)에 이렇게 적혀 있으니 무조건 믿고 따라야 한다."라는 말 자체를 받아들이지 못하는, 근거를 중시하는 이 시대의 '상식적 합리성'을 가진 사람들이기 때문에 설사 전통적 방식을 지지하는 입장이라 하더라도 결국은 이 시대의 합리성으로 한의학을 이해할 수밖에 없습니다.

◎ **학생** : 학생들 사이에서도 의견이 갈릴 것 같습니다. 교수님 말씀을 따르는 학생도 있고, 전통 한의학을 추구해야한다고 주장하는 학생도 있을 것 같습니다.

▶ **백** : 지금의 한의학은 명백한 과도기입니다. 200여년 만에 인류 전체의 보편의학으로 자리 잡은 서양의학을 목격한 지 백여 년이 흘렀고, 전통의 고수냐 새로운 방향성의 모색이냐의 논의가 활발한 시점이기 때문에 학생들의 의견이 갈림은 당연합니다. 학생들 뿐 아니라 교수와 임상한의사들의 생각도 똑같이 나뉘어 있습니다. 하지만 머지않아 하나의 큰 흐름이 결론적으로 도출되리라 생각합니다. 이 주제를 맺으면서 한 가지 덧붙이고 싶은 것은, "시대의 보편적 사유 방식, 상식적 합리성에 근거해 한의학을 이해하자."라는 말을 "한의학 고유의 사유 방식을 포기하자."라는 말과 동일시하지 않았으면 합니다. 한의학 이론을 하나씩 훑어보며 구체적으로 이야기하다보면 제 입장과 전통을 고수하길 바라는 사람의 입장 차이가 사실은 거의 없을 수도 있습니다. 즉 '전통 한의학의 합리적 이해' 정도로 서로의 입장이 만날 수도 있기 때문입니다.

2. 한의학과 서양의학의 기초 이론의 근본적 차이점은 무엇입니까?

◉ 학생 : 한의학과 서양의학은 일반인이 얼핏 보기에도 사용하는 용어·진단 방법·구체적 치료 행위 등에서 차이가 많이 납니다. 겉으로 드러난 이러한 차이들은 서로 다른 두 의학의 기초 이론에 바탕하고 있습니다. 이에 대해 한의학과 서양의학은 전체적 - 국소적·철학적 - 과학적·기능적 - 구조적·내과적 - 외과적 등의 차이가 있다고 배웠고 외우고도 있습니다만, 솔직히 두 의학의 차이가 그렇게 명료하게 와 닿지가 않습니다. 교수님께서 두 의학 기초 이론의 중요한 차이점에 대해 다시 한 번 정리해 주시면 감사하겠습니다.

▶ 백 : 앞에서 한의학과 서양의학의 사유 방식에 대한 이야기를 나누면서 "서양의학의 사유 방식은 여러분들이 지금 현재 갖고 있는 것이고 한의학의 사유 방식은 알지 못한다."라고 말했을 뿐, 두 의학의 사유 방식이 "무엇이다"라고 구체적으로 제시하지는 않았습니다. 그 이유는 두 의학의 바탕에 깔린 사유 방식에 초점을 두고 이를 탐구하는 것은 임상실천을 전제로 한 실용학문인 한의학 전공자로서 너무 멀리 돌아가는 길이라고 생각했기 때문입니다. 우리가 사유 방식에 대한 관심을 갖는 이유는 그 자체가 궁금해서가 아니라 이를 통해 서로 차이나는 두 의학의 특징을 알기 위해서입니다. 즉 사유 방식 자체에 대한 연구는 관심 있는 사람이 교양으로 탐구하거나 철학 혹은 문화적 특성 연구를 전문으로 하는 학과에서 다루면 될 일이고, 한의학과에서는 사유 방식이 구체적 결과물로 드러난 기초 이론의 특징을 살피는 것만으로 충분합니다. 그 사유 방식의 차이가 결국 두 의학 기초 이론의 커다란 차이를 만들었기 때문입니다. 예를 들어, 방금 학생이 언급한 전체적 - 국소적·철학적 - 과학적·기능적 - 구조적·내과적 - 외과적 등의 차이의 근본 바탕에는 사유 방식의 차이가 깔려 있지만 한의학도인 우리가 굳이 그것까지 캐 들어갈 필요는 없고 단지 드러난 차이점에 대한 명확한 이해만 있으면 충분하다는 뜻입니다. 그런데 학생이 언급한, 일반적으로 통용되는

내용은 비록 틀린 것은 아니지만 두 의학 기초 이론의 차이를 근본적으로 설명해주지는 못합니다. 게다가 오해의 소지도 있습니다. 그래서 두 의학 기초 이론의 근본적인 차이를 명확하게 구분 지을 필요가 있다고 생각하는데, 저는 "한의학은 인체 구조물[6]에 근거한 것과 구조물에 근거하지 않은 생리적 및 병리적 현상을 혼합해 인체와 질병을 해석하는 의학 체계고, 서양의학은 구조물에 근거한 생리적 및 병리적 현상만으로 인체와 질병을 해석하는 의학 체계다."라는 정의를 두 의학의 차이를 근본적으로 규정짓는 새로운 의견으로 제시하고 싶습니다.

● **학생** : 인체에서 일어나는 생리적 및 병리적 현상이 인체의 구조물에 근거함은 당연하지 않습니까? 구조물에 근거하지 않은 생리 현상이나 병리 현상이 어떻게 일어날 수 있습니까?

▶ **백** : 구조물에 근거하지 않은 생리 및 병리 현상은 일어날 수 없다는, 즉 인체에서 발생하는 모든 현상은 크든 작든 반드시 실체(實體)로 확인 가능한 어떤 구조물에 의해 발생한다는 바로 그 생각이 서양 의학적 사유 방식의 핵심입니다. 그래서 서양의학은 장기든 혈관이든 신경이든 세포든 실체를 갖춘 어떤 구조물을 발견하면 항상 그 구조물의 기능을 파악하는 방식으로 이론 체계를 쌓아왔습니다. 거꾸로 말하면, 인체에서 발생하는 모든 생리 및 병리적 현상을 그것을 야기하는 구조물과 연결 짓는 방식으로 발전해왔습니다.

● **학생** : 그럼 한의학에서는 구조와 기능을 연결 짓지 않았다는 말씀입니까?

▶ **백** : 꼭 그렇지는 않습니다. 엄밀히 말하면 한의학도 그렇게 발전해왔습니다. 다만 서양의학과 비교할 때, 서양의학이 구조와 기능의 일치를 추구해왔다면 한의학은 그렇지 않았다고 말씀드릴 수 있습니다.

---

6) 크든 작든 실체를 가진 모든 인체 내 구조물을 지칭한다.

학생 : "구조와 기능을 연결 짓기는 했지만 반드시 구조와 기능의 일치를 추구한 것은 아니었다."라고 말씀하셨는데, 대체 무슨 말씀인지 감이 잡히지 않습니다.

▶ 백 : 단계를 밟아 차근차근 설명하려다보니 부득이하게 앞에서 다소 부정확하게 말했던 개념부터 다시 정리하겠습니다. 제가 앞에서 말한 '구조물'이란 조직·기관·세포 등 크기에 상관없이 인체 내에 존재하는 하나의 독립된 실체를 의미합니다. 여기서 독립된 실체란 '하나의 독립된 기능 단위'를 말합니다. 예를 들어, 세포 내의 미토콘드리아도 세포막 내에 존재하는 하나의 독립된 실체라 할 수 있고, 미토콘드리아와 세포핵과 세포막으로 구성된 세포도 하나의 독립된 실체라 할 수 있고, 세포들의 거대 집합인 장기(臟器)도 하나의 독립된 실체라 할 수 있습니다. 그런데 이런 구조물을 분류하는 주요 기준인 '독립된 기능 단위'의 '독립된 기능'이란 서양의학의 것을 기준으로 하고 있습니다. 따라서 제가 앞에서 말한 '구조물에 근거한 생리 및 병리적 현상'이란 말 자체가 서양 의학적 관점을 전제로 하고 있음을 놓치지 않으셔야 합니다. 이렇게 본다면, "한의학은 구조와 기능을 연결 짓기는 했지만 반드시 구조와 기능의 일치를 추구한 것은 아니었다."라는 말은 "한의학은 구조와 기능을 연결 짓기는 했지만 서양의학과 같은 방법으로 구조와 기능을 연결시키지는 않았다."라고, "한의학은 구조에 근거한 것과 구조에 근거하지 않은 생리적 및 병리적 현상을 혼합해 인체와 질병을 해석하는 의학 체계고, 서양의학은 구조에 근거한 생리적 및 병리적 현상만으로 인체와 질병을 해석하는 의학 체계다."라는 말은 "한의학은 구조와 기능이 일치하는 생리적 및 병리적 현상과 일치하지 않는 것을 혼합해 인체와 질병을 해석하는 의학 체계고, 서양의학은 구조와 기능이 일치하는 생리적 및 병리적 현상만으로 인체와 질병을 해석하는 의학 체계다."라고 이해하실 수 있을 것입니다.

학생 : 개념만 들어서인지 혼란스럽기만 하고 잘 이해되지가 않습니다. 괜찮으시다면 예를 들어서 설명해주시면 감사하겠습니다.

▶ **백** : 앞으로 설명하게 될 한의학 기초 이론 전체가 그 예가 될 테니 구체적 내용은 그 때가서 하기로 하고, 가장 원론적인 문제에 대해 논의를 먼저 해 봅시다. 구조와 기능이 불일치하는 의학 체계가 과연 가능하다고 생각합니까? 또 합리적 체계일 수 있을 것이라고 생각합니까?

◉ **학생** : 구조물과 기능의 일치 여부를 판단하는 기준이 서양의학이라고 교수님께서는 전제하셨지만 저는 조금 다른 생각을 갖고 있습니다. 저는 학부 때 기계공학을 전공했는데, 구조물에 따라 특정 기능이 발현함은 그 누구도 이의를 제기하지 않는, 따로 배울 필요도 없고 생각할 필요도 없는 당연한 사실이었습니다. 그러므로 구조물과 기능의 일치를 추구함은 서양의학적 관점이라 아니라 우리 시대의 일반적 상식으로 봐야 한다고 생각합니다. 따라서 방금 교수님께서 주신 물음은 "일반적 상식을 벗어난 의학 체계가 과연 가능하고 또 합리적일 수 있는가?"라고 받아들여지는데, 이렇게 이해해도 되겠습니까?

▶ **백** : 우리가 "일반적 상식을 벗어났다."라고 말할 때면 보통은 '터무니없이 부정적'이라는 어감을 갖습니다. 하지만 "일반적 상식을 벗어났다."라는 말은 일반적 생각으로는 짐작 못할 정도로 훌륭하다는 의미로도, 반대로 나쁘다는 의미로도 쓰일 수 있는 중립적인 말입니다. 학생이 어떤 의도로 사용했는지 모르겠지만 만약 중립적 의미로 사용했다면 제 물음을 그렇게 변형해서 이해해도 됩니다.

◉ **학생** : 교수님 말씀을 듣고 생각해 보니, "상식을 벗어났다."라는 말을 제가 부정적 의미로 사용한 것이 맞습니다만 이제는 "놀랍다."는 의미로 사용하고 싶습니다. 인체의 구조물과 기능이 불일치하는 의학 체계란 말도 안 된다고 생각하지만 그렇게 말하면 제 전공인 한의학을, 그리고 제가 아플 때 절 치료해줬던 한의학을 부정하는 셈이 되니까 그렇게 말하고 싶지는 않습니다.

▶ **백** : 예를 들어, 학생이 전혀 모르는 A라는 의학이 있다고 칩시다. 만약 A의 이론 체계가 인체 구조물과 기능이 일치하지 않는 방식으로 구성되었다

면 "그렇게 상식에서 벗어난 이론 체계를 가진 의학이 존재한다는 것도 의문스럽고, 설사 존재한다고 해도 그 의학이 좋은 의학일 리가 없다."라고 생각하겠지만, 한의학은 현재 전공하고 있기도 하고 또 오랜 세월에 걸쳐 본인을 포함한 수많은 사람들이 치료 효과를 경험한 의학이므로 "한의학은 예외적으로 그 존재와 합리성을 인정하겠다."라는 말이죠?

학생 : 예, 그렇습니다. 솔직히 말씀드려서 만약 한의학을 경험하지 않은 상태에서 교수님의 말씀을 들었더라면 아마 한의학도 믿지 않았을 것입니다.

▶ **백** : 솔직한 대답, 좋습니다. 제가 이 질문을 드린 이유는 한의학을 바라보는 우리 시대의 일반적 시각을 다시 한 번 확인하고 싶어서입니다. 우리는 한의학 전공자일 뿐 아니라 대부분 한의학의 치료 효과를 직접적 혹은 간접적으로 경험한 사람들이므로 원래 갖고 있던 상식과 달리 구조물과 기능이 일치하지 않는 의학 체계임에도 불구하고 한의학을 인정하는 우호적 시선을 유지한 채 접근할 수 있습니다. 하지만 일반인들은 구조물과 기능이 일치하지 않는 의학 체계를 상상하지도 못하고 당연히 인정하지도 않습니다. 아무런 한방 치료 경험이 없이 단지 수천 년 간 전승되어온 우리 고유의 민족의학이란 이미지와 또 '허준' 같은 TV 드라마의 영향으로 인해 막연히 '한의학은 장점이 많은 의학'이라는 긍정적 시각을 갖고 있는 일반인들이 만약 '구조물과 기능이 일치하지 않는' 한의학 기초 이론의 특징을 알게 된다면, 그 중 다수가 이전과 달리 한의학을 의심스러운 눈초리로 볼 것입니다. 일반인들의 이러한 반응은 한의학을 전공하고 있는 여러분들만 봐도 쉽게 알 수 있습니다. 사실 여러분 중의 다수는 불과 몇 년 전만 해도, 신입생의 경우에는 몇 달 전만 해도 한의학을 바라보는 일반인이었습니다. 그런 일반인들이 한의학과에 입학해서 한의학이 자신이 가졌던 상식과 다른 이론 체계임을 배우다보니 한의학 이해와 적응에 어려움을 겪는 경우가 많은 것입니다. 한의학 전공자도 이런 현실이니 일반인들로 하여금 자신들이 가진 상식을 극복하고 한의학 이론 체계 특징의 장점을 받아들이라고 요구함은 무리라고 생각합니다. 그런데 제가 이 이야기를 하는 이유는 "그러므로 한의학 이론

체계의 특징과 장점에 대해 이러저러한 논리를 펼쳐 일반인들을 이해시켜야 한다."라는 말을 하고 싶어서가 아닙니다. 즉 서양의학과 대비되는 한의학 고유의 장점에 대해 말씀드리고 싶어서가 아니라 "동시대인들의 상식과는 다르지만 고유의 특징이므로 구조물과 기능이 불일치하는 이론 체계를 여전히 유지해야하는가?" 아니면 "구조물과 기능이 일치하는 이론 체계로의 전환을 모색하여야하는가?"에 대한 질문을 던지고 싶어서입니다.

학생 : 교수님 말씀을 들으면서 두 가지 의문이 떠올랐습니다. 한 가지는 "고유의 이론 체계가 갖고 있는 장점이 분명 있을 텐데, 비전문가들이 자신들의 상식으로 이해하지 못한다고 해서 이미 구축돼 있는 이론 체계의 근본적 전환을 시도해야 하는가?"라는 것이고 또 한 가지는 "구조물과 기능이 일치하는 이론 체계로의 전환은 어떤 방법으로 이루어지는가?"입니다.

▶ 백 : '이론 체계의 근본적 전환 시도'를 '고유의 장점의 포기'와 동일시하는 것 같은데 그런 의미는 아닙니다. 장점을 더 살리기 위해 시대적 상식을 도입한다고 보는 것이 맞습니다. 특히 한의학은 현 시대를 살아가는 사람을 대상으로 하는 실용 학문입니다. 따라서 새로이 입문한 전공자의 교육을 위해서도, 한의학 이용의 주체인 일반인들의 이해증진을 위해서도 한의학 이론 체계가 시대적 상식에 부합되게 재편될 필요가 있습니다. 말하다보니 어느새 제 입장을 뚜렷하게 드러내고 말았네요. 지금까지 말씀드린 바대로 전 이제 한의학이 구조물과 기능이 일치하는 이론 체계로 본격적 전환을 시도할 때가 되었다고 생각합니다. 이것으로 첫 번째 질문에 대한 답은 됐으리라 보니까 이제 두 번째 질문에 대한 답을 해야 하는데, 그 방법에 대해 논의하려면 기본적으로 임상 이론과의 연계성과 함께 서양의학 기초 이론의 도입・접목・호환 등에 대한 이야기를 하지 않을 수 없고, 그러려면 한의학의 정체성을 논하는 거대한 주제와 함께 한의사와 서양의사라는 두 의료 전문 집단이자 동시에 이익 집단의 이해관계가 첨예하게 걸린 의료일원화(의료통합)라는 민감한 주제도 다루어야 합니다. 여기서 한 번에 말씀드리기는 벅차니까 여기서는 이쯤하고, 한의학 기초 이론에 대한 질문과 대답을 계속 이어가면서 자연스럽게 관련 내용을 정리해가는 것이 좋겠습니다.

3. 경락(經絡)의 실체는 언제쯤 밝혀지리라 예상하십니까?

◉ 학생 : 경혈학(經穴學) 시간에 침을 놓는 자리인 경혈(經穴) 이론이 먼저 생기고 나중에 여러 경혈들을 이은 선인 경락(經絡) 이론이 생겼다는 설, 경락 이론이 먼저 생기고 나중에 경혈 이론이 생겼다는 설, 경혈과 경락 이론이 동시에 생겼다는 설에 대해 학자들 사이에 이견이 있다고 배웠습니다. 이 내용을 배우면서 저는 실체를 밝히는 것이 중요하지 어떤 이론이 먼저 성립되었는지는 중요하지 않다고 생각했습니다. 그런데 문제는 아직 경락의 실체가 밝혀지지 않았다는 점입니다. 교수님께서는 언제쯤 경락의 실체가 밝혀지리라 예상하십니까?

▶ 백 : 피부를 투과해 금속 물질 - 침(鍼) - 을 인체 내부로 찔러 넣었다가 20 ~ 30분의 시간 경과 후 빼는 방법으로 질병 치료 및 건강 증진을 시도하는 치료기술을 침 치료법이라고 하고, 침을 찔러 넣는 자리를 경혈이라고 합니다. 또 360여개로 알려져 있는 경혈을 적게는 9개에서 많게는 65개까지 이은 14개의 선을 경락이라고 합니다. 따라서 경락의 실체에 대한 이야기를 하려면 경혈의 실체에 대한 언급도 같이해야 합니다. 그런데 그 말을 하기 전에 학생이 말한 '실체'에 대한 의미부터 분명히 짚고 넘어갑시다. 철학사전을 보면 "실체(substance)란 상황에 따라 여러 가지로 변화하는 어떤 존재의 성질이나 각종 현상에도 불구하고 항상 변하지 않고 동일하게 머무는 그 존재의 근원을 의미한다."[7]라고 되어 있습니다. 여기서 '존재의 근원'에 대한 철학적 논의에 대해서는 읽어도 무슨 말인지 저도 정확히 이해하지 못했습니다. 그런데 학생은 이런 철학적 개념까지 고려하며 '실체'란 단어를 사용한 것은 아니죠? 경락이 시각적으로 관찰 가능한 어떤 구조물로 이루어져 있는 지를 묻는, 즉 '경락의 해부학적 실체'에 대해 묻는 것이죠? 그러니까

7) http://terms.naver.com/entry.nhn?docId=388222&cid=282&categoryId=282

학생의 질문은 "경락의 해부학적 실체는 언제쯤 밝혀지리라 예상하십니까?" 라는 것이죠?

● 학생 : 예, 그렇습니다.

▶ 백 : 좋습니다. 실체에 대한 정의를 어떻게 내리느냐에 따라 지금하고 있는 논의의 방향과 범위가 달라질 수 있기 때문에 먼저 학생 질문의 의미를 명확히 정리해봤습니다. 결론부터 말씀드리자면, 저는 "경락의 해부학적 실체는 없기 때문에 결코 밝혀지지 않을 것이다."라고 생각하고 있습니다.

▶ 최 : 경락은 한의학의 치료 원리를 설명하기 위한 기능적 개념이지 실재적인 해부학적 실체는 아니라고 생각합니다. 따라서 경락은 새롭게 발견되는 실체가 아니라 잘 알려진 해부학적 계통구조로서 재해석될 가능성이 높습니다.

● 학생 : 교수님들의 말씀은, 죄송하지만 받아들이기 어렵습니다. 1960년대에 북한 경락연구소 소장이자 평양의대 소속이었던 김봉한 교수님 팀이 혈액순환계와 림프계에 이어 제 3의 순환계인 경락계(經絡系)를 발견했다며 제시한 이론, 즉 경혈에는 프리모노드(Primo-node)라는 작은 알갱이 조직이 있고 이 조직을 이은 선이 프리모관(Primo-duct : 몸 전체에 골고루 퍼져 있는데 열과 전기에 대한 전도도가 높으며 '산알'이라는 생체활성물질로 가득 차 있음)인데 바로 이 프리모관이 경락임을 주장한 봉한학설이 있습니다. 또 2000년대에 들어서는 서울대 물리학과 소속인 소광섭 교수님 팀이 최신 현미경으로 쥐의 장기(臟器) 표면・혈관・림프관에서 프리모관으로 보이는 조직을 발견했고, 이 안에서 산알로 추정되는 둥근 알 모양의 DNA를 갖는 작은 세포를 발견했다는 연구 결과를 발표함으로써 김봉한 교수님의 갑작스러운 정치적 숙청과 함께 사장(死藏)되었던 봉한학설을 입증하기 시작했습니다. 저는 이러한 경락 실체 규명 연구에 대한 관심이 많아서 한의학과에 입학했기 때문에 경락의 해부학적 실체가 없을 것이라는 생각은 해 본 적도 없습니다. 그런데 교수님들께서 그렇게 말씀하시니 믿기가 어렵습니다.

▶ **최** : 지식에 대한 정확한 이해와 전달은 매우 중요합니다. 잘못된 전달이나 확대해석은 학문의 발전에 도움이 되지 않습니다. 설령 봉한관이나 이후 발견되었다고 회자되는 일련의 구조물들을 모두 열거하더라도 이들은 한의학에서 말하는 경락이 아닙니다. 구조와 기능 사이의 가장 큰 특징은 기능에 따라 구조가 비례적으로 발달한다는 것입니다. 한의학의 경락체계는 전신적 체계로서 몸의 항상성 유지를 포함한 다양한 기능을 담당하고 있으며 생명 유지에도 필수적인 체계입니다. 만약 경락이 실체로서 존재한다면 혈관계통이나 신경계통에 걸 맞는 크기의 통일된 해부학적 구조물이 되어야 하지 않겠습니까?

▶ **백** : 학생 뿐 아니라 많은 한의학 전공자들이 경락의 해부학적 실체가 존재한다고 믿고 있습니다. 저도 수 년 전까지만 해도 경락의 해부학적 실체는 당연히 존재하지만 과학이 그걸 입증할 수 있을 정도로 충분히 발달하지 못했기 때문에 아직 발견하지 못했을 뿐이라고 생각했습니다. 어서 빨리 과학이 발달해 경락의 해부학적 실체를 밝혀내고, 이를 토대로 더 효율적인 침 치료법을 정립하고 아울러 한의학을 비과학적이라 매도하는 서양의사들의 콧대를 납작하게 해 주길 바랐었습니다. 하지만 이런 생각 자체가 바로 서양 의학적 사유 방식으로 한의학을 바라보는 오류였습니다. 즉 구조물과 기능의 일치를 토대로 한 서양 의학적 사유 방식이 몸에 배여 있다 보니 자신도 모르게 한의학도 당연히 그럴 것이라고 전제하게 되었고, 이 때문에 실제 임상에서 무수히 경험하는 진단 및 치료 '기능'의 토대가 되는 '구조물'이 반드시 존재하리라 믿게 된 것입니다. 경락 뿐 아니라 한의학에서 말하는 생리 및 병리적 현상 중 구조물과 기능이 일치하지 않는 많은 내용에 대해서도 이러한 믿음을 갖고 있는 전공자들이 적지 않습니다. 하지만 저는 그런 생각들은 모두 오류라고 단언하고 싶습니다. 이렇게 말하는 저에 대해 한의학 이론에 대한 이해와 신념이 부족하다고 비판할 분들도 있겠지만, 저는 오히려 그런 분들이 한의학 기초 이론의 내용과 성립 및 발달 과정의 특성에 대한 충분한 이해 없이 서양 의학적 시각으로 한의학을 왜곡해 해석하려는 잘못을 범하고 있다고 생각합니다.

● **학생** : 경락 뿐 아니라 다른 내용에 대해서도 "기능만 있지 그것을 뒷받침할 해부학적 실체는 없음에도 불구하고 이를 찾으려는 잘못된 시도가 적지 않다."라고 말씀하신 것으로 이해되는데, 그렇다면 그런 시도를 하는 많은 교수님들과 연구자들은 모두 틀렸다는 말씀입니까?

▶ **백** : 불필요한 오해를 막고 논점을 명확하게 하기 위해 논의의 범위를 경락으로 좁히고, 해부학적 실체의 정의도 보다 구체적으로 정리해서 말씀드리겠습니다. 기능이 있으면 당연히 그 기능의 기반이 되는 물질적 실체가 존재할 것입니다. 한의학에서 말하는 경락 현상이 생체 전기의 순간적 움직임에 의한 것이든지 혹은 특정 호르몬량의 변화에 의한 것이든지 혹은 그 무엇이든지간에 인체에서 나타난 현상인 만큼 인체 내에 그 현상을 가능케 한 물질적 토대는 분명히 있을 것입니다. 하지만 혈관이나 림프관처럼 관강(管腔)과 관벽(管壁)으로 구성되어 전신에 퍼져있는 순환체계로써 14경락체계와 일치하는 해부학적 실체는 없을 것이고, 따라서 현재 경락 실체 규명을 위한 연구를 하는 분들은 '경락의 해부학적 실체의 부재'만을 확인할 수 있을 것이라고 생각합니다.

▶ **최** : 경락의 실체 규명보다는 경락에 대한 현대적 재해석에서 답을 찾는 것이 전향적인 자세가 아닐까요?

● **학생** : 하지만 소광섭 교수님 팀의 프리모관 연구만 해도 경락의 해부학적 실체를 상당히 많이 규명한, 진전된 연구로 보아야 하지 않겠습니까?

▶ **최** : 잘못된 지식을 가지고 계십니다. 설령 초기 봉한관이라 불리는 구조물이나 지금 프리모 맥관계통(primo vascular system) 등으로 묘사되는 구조물을 인정한다고 하더라도, 한의학에서 말하는 경락의 통일적인 기능적 개념과는 차이가 큽니다.

▶ 백 : 물론 저는 - 혼란스럽게 들리겠지만 - 소광섭 교수님 팀의 발견은 그 자체로 무척 의미가 있다고 생각합니다. 그 팀의 연구가 진척되어 프리모관으로 연결된 제 3의 순환계를 발견할 수도 있다고 생각합니다. 만약 그러한 순환계를 발견한다면 더 효율적인 침 치료 이론 정립에 활용할 수 있고, 이를 통해 한의학 치료술은 더욱 발전하겠죠. 어쩌면 서양의학의 치료술 발전에 기여할지도 모릅니다. 어느 쪽이든 인류의 건강증진과 복지를 위해 무척 좋은 일입니다. 하지만 14경락체계와 연관 지어서는 안 됩니다. 왜냐하면 14경락체계는 결코 구조물에 염두를 두고 정립된 이론 체계가 아니기 때문입니다. 설사 일부분의 교집합 영역을 발견한다고 해도 이를 근거로 14경락체계 전체와 연결 지어 해석하려 한다면, 이는 경락 현상을 서양의학의 신경계와 연결 지어 해석하려던 시도와 마찬가지로 부분의 일치를 전체의 일치로 확대하는 오류를 범하게 됩니다.

◉ 학생 : 소광섭 교수님의 연구와 경락 사이에는 아무런 상관이 없다는 점에서 두 분의 의견이 일치하시는 것 같습니다. 그런데 백 교수님께서는 제 3 순환계 발견 가능성 자체는 인정하시고, 또 그 결과가 한의학 침술 발전에 기여할 것이라고 생각하시면서도 그래도 경락학설과 연결 지어서는 안 된다고 주장하시는데, 그 이유가 무엇입니까?

▶ 백 : 제 3순환계가 발견되는 경우를 예로 들었습니다만, 이는 "설령 발견된다고 해도 ------."라는 어법을 통해 경락학설과의 연결을 절대해서는 안 된다는 점을 강조하기 위해서입니다. 불가능을 증명하지 못했으니 가능성을 열어놓았을 뿐, 저는 인체 현상에 대한 패러다임의 전환이 일어나지 않는 한, 기술적 발전만으로는 우리 시대에 제 3순환계가 발견될 가능성은 거의 없다고 생각합니다. 그러니까 "제 3순환계와 경락체계의 연계에 반대한다."라기보다는 "경락체계와 일치하는 해부학적 실체를 찾는 시도 자체가 오류라고 생각한다."라고 표현함이 더 정확합니다. 심지어 경락체계에 얽매이지 않는다면 오히려 새로운 전신 순환체계 혹은 부분 순환체계 발견의 가능성이 더 높을

지도 모른다고 생각할 정도입니다. 제가 이렇게 까지 강조해서 말씀드리는 이유는 - 나중에 장부(臟腑) 이론을 다룰 때 다시 자세히 말씀드리겠지만 - 부분의 일치를 전체의 일치로 확대 적용하는 오류는 한의학과 서양의학의 장부 개념을 비교하는 과정에서도 행해졌는데, 그 과정에서 한의학에 대한 너무나 큰 오해와 왜곡이 일어났기 때문입니다. 즉 경락과 달리 장부는 해부학적 실체가 분명했기 때문에 두 의학이 가진 개념의 비교 및 접목이 손쉽게 시도되었고, 그 과정에서 근본적 차이에 대한 충분한 이해 없이 단순히 해부학적 실체만을 기준으로 두 의학 이론을 접목할 때의 문제점이 적지 않음을 분명하게 확인했기 때문입니다.

▶ **최** : 전향적 자세로 경락체계를 현대적으로 재해석하고 활용하는 편이 낫다고 생각합니다. 고유한 사유과정을 거쳐 탄생한 기능적 개념을 실체로서 규명한다는 것이 일견 높은 가치를 가지는 것으로 보일 수도 있지만, 솔직히 말씀드려서 과학적으로 좋은 질문(question) 같지는 않습니다. 비록 경락의 원리가 한의학적으로 매우 세련되게 설명되고는 있으나 이제는 현대적 경험과 실험에 의해 수정 및 발전되어야 합니다. 한의학적 치료기술에 대한 효능 설명은 한의학적 방법 뿐 아니라 생의학(biomedicine)적 방법으로도 가능하기 때문입니다. 경락에 대한 한의학적 생리 및 병리 개념은 우리 몸에 대한 새로운 관점을 조명하는 영감의 원천으로 삼는 것으로 충분하다고 생각합니다.

● **학생** : 알겠습니다. 교수님들께서는 정말로 경락의 해부학적 실체가 존재하지 않는다고 단정하시는 것 같은데, 이쯤해서 그 근거가 무엇인지 구체적으로 밝혀주시면 감사하겠습니다.

▶ **백** : 그 질문에 답하기 전에 다시 한 번 더 강조하고 싶은 내용이 있습니다. '부분의 일치를 전체의 일치로 확대 적용하는 오류'의 폐해가 무척 컸다는 점과 그 원인이 '한의학은 구조와 기능이 일치하는 생리적 및 병리적 현상과 일치하지 않는 것을 혼합해 인체와 질병을 해석하는 의학 체계'임에 대한 정

확한 이해가 부족했기 때문임을 꼭 기억해 주시길 바랍니다. 여러분들은 제가 이야기 해 주니까 당연하게 받아들이시겠지만, 서양의학적 사유 방식에 젖어 있던 제가 "한의학 이론 속에 구조와 기능이 일치하는 생리적 및 병리적 현상과 그렇지 않은 것이 혼재돼 있다."라는 사실을 깨닫기까지는 한의학 입문 후 20년의 시간이 걸렸습니다. "구조와 기능이 일치하는 생리적 및 병리적 현상과 그렇지 않는 것이 혼재돼 있다."라는, 단 한 줄에 불과한 내용에 대한 통찰이 생기는 순간 한의학 기초 이론에 대해 가졌던 혼란들이 거의 사라지고 한의학 발전에 대한 새로운 시각이 생겼습니다. 그만큼 중요한 내용입니다. 그러니 꼭 기억해주시길 바랍니다. 자, 이제 원래 질문에 답해야 하는데, 미안하지만 질문의 요점을 다시 한 번 이야기해 주시겠습니까?

학생 : 교수님께서는 정말로 경락의 해부학적 실체가 존재하지 않는다고 단정하시는 것 같은데, 그 근거에 대해 말씀해주시길 바란다고 질문 드렸었습니다.

▶ **백** : 제가 경락계와 일치하는 해부학적 실체가 존재하지 않는다고 단정한 근거는 바로 경락학설의 내용입니다. 경락학설의 원형(原型)이자 오늘날에도 여전히 근간(根幹)을 이루고 있는 여러 이론을 담고 있는 『황제내경』을 보면 특정 질환을 특정 경락의 혈(穴)에서 피를 뽑음으로써 치료하는 사혈(瀉血) 요법에 대한 이야기가 여러 곳에 나옵니다. 또 삼부구후맥법(三部九候脈法)을 설명하면서 인체 내 여러 박동처, 즉 동맥 움직임이 강하게 느껴지는 부위를 제시하였는데, 이런 내용들은 모두 경락 이론에 혈관 개념이 포함되어 있음을 분명히 보여줍니다. 반면 침을 자입(刺入)해 치료하는 대부분의 증상을 보면 혈관과는 전혀 상관이 없습니다. 따라서 경락 개념은 오늘날 일반적으로 생각하는 것처럼 '혈관과 아무런 상관이 없는 순환 체계'도 아니고 그렇다고 '혈관과 관계가 깊은 순환 체계'도 아닙니다. 이는 『황제내경 영추』의 열 번째 편(篇)인 「경맥(經脈)」에 수록되어 있는 각 경맥별 시동병(是動病)과 소생병(所生病)[8]을 보면 더욱 명확해집니다. 동맥 박동의 이상 유무로 경맥병의 유형을 크게 두 가지로 나눈 시동병과 소생병 이론을

통해 혈관이 경맥 개념에 포함되었음을 명확히 알 수 있고 동시에 필수적 요소는 아니었음도 알 수 있기 때문입니다. 정리하면, 인체에서 관찰되는 다양한 생리 및 병리적 현상을 범주화해 이해하고 이를 진단 및 질병 치료에 응용하기 위해 여러 혈(穴)들을 이어 14개의 선을 만들되 그 선이 지나가는 길에 포함되어 있는 혈관·근육·뼈·피부 등의 해부학적 실체의 일관성에 대해서는 아무런 고려 없이 형성된 것이 경락 이론입니다. 물론 해당 경락 유주상에 있는 혈관을 찔러 피를 뽑으라거나 때로는 근육에 침을 자입(刺入)하라는 등의 언급이 있는 걸로 봐서 혈관이나 근육 등의 해부학적 실체에 대한 인식이 전혀 없었던 것은 아닙니다. 하지만 해부학적 실체는 그 경락이 흘러가는 선상에 '우연히' 존재했던 것뿐이지 경락 유주를 결정짓는데 해부학적 실체는 아무런 영향도 미치지 못했습니다. 이렇게 애초의 경락 개념 자체가 해부학적 실체에 대한 고려 없어 인체에서 발생한 여러 현상들을 임의로 범주화하는 과정을 거쳐 형성된 것이므로 이에 부합하는 해부학적 실체를 가진 순환계는 존재할 수 없다고 보는 것입니다.

▶ 최 : 경락의 해부학적 실체가 존재하지 않는다고 생각하는 근거가 무엇이냐는 질문에 대해서는 추론적인 답변을 드릴 수밖에 없습니다. 물론 추론적인 답변은 비과학적 답변이 될 수 있음을 알고 있습니다. 하지만 없음에 대한 없음의 근거를 묻는 질문이라 부득이하게 추론적 답변을 드릴 수밖에 없음을 이해해주십시오.

분명한 것은 앞서 말씀드린 대로 봉한관이나 현재 회자되고 있는 프리모 맥관 계통은 한의학에서 말하는 경락체계와는 거리가 멀다는 점입니다. 기본적으로 경락의 실체를 증명하기 위해서는 몇 가지 조건을 충족하여야 된다고

---

8) 「경맥(經脈)」 편에는 12경맥 각각의 시동병과 소생병의 증상이 나열되어 있는데, 증상만으로는 두 병의 구별점을 찾지 못해 수 천년간 그 차이에 대한 다양한 해석이 분분했다. 그러다가 1970년대 초에 기원전 186년 전후로 추정되는 전한(前漢) 시대의 무덤인 마왕퇴가 발굴되고, 그 속에서 비단에 씌여진 『음양십일맥구경(陰陽十一脈灸經)』과 『맥법(脈法)』이 함께 출토되면서 시동병은 어떤 경맥의 유주상에 있는 동맥 박동처가 비정상적일 때 동반되는 증상을, 소생병은 동맥 박동처가 정상적임에도 발생하는 증상을 총괄한 것임이 밝혀졌다.

생각합니다. 첫째, 몸 표면과 장기를 아우르며 그물처럼 엮인 조직의 실체를 입증하여야 합니다. 둘째, 전신적인 항상성을 유지할 수 있는 통일적인 구조물이어야 합니다. 셋째, 몸 표면과 장부를 연결한 조직을 통해 기능적으로 상호 작용하여야 합니다. 넷째, 경락 안에서 운행한다는 '기(氣)'와 '혈(血)'로 상징되는 정보전달자가 무엇인지를 입증하여야 합니다. 하지만 지금까지 밝혀진 사실은 이러한 전제 조건과는 거리가 멀다고 생각합니다. 그러므로 비록 이들이 설령 제 3의 맥관 계통으로 받아들여진다고 하더라도 한의학의 경락과는 다를 것입니다.

지금까지 밝혀진 침의 효능에 대한 연구 결과를 보더라도, 만약 경락체계가 존재한다면 신경계통이나 혈관계통과 같은 통일적인 구조물일 것이라는 점을 예상할 수 있습니다. 침 치료는 경락의 정거장이라는 혈 자리를 자극하여 질병을 치료하는 방법입니다. 치료효능이 신속히 나타날 때도 있고 더디게 나타날 때도 있습니다. 빠르게 나타나는 침의 효능은 신경계통을 통해 작용하는 것이고, 더디게 나타나는 침의 효능은 내분비계통을 통해 작용하는 것이라고 추정할 수 있습니다. 이런 관점에서 본다면, 한의학에서 말하는 경락은 통일된 전신적인 구조물일 뿐만 아니라 신경계통의 전기화학적 전달자 또는 내분비계통의 호르몬과 같이 경락을 통일적으로 조절할 수 있는 실체적 신호전달자에 의해 조절되는 체계여야 합니다. 그러나 아직 밝혀지지 않은 이런 전신적 구조물 체계가 존재할 가능성은 거의 없다고 생각합니다.

◉ **학생** : 말씀대로 현재까지 밝혀진 해부학적 실체와 경락과의 일정한 관련성을 아직까지는 찾을 수 없었습니다. 하지만 수천 년간 수많은 동아시아의 의사가 경락 학설대로 질병 진단과 치료를 성공적으로 해 왔음을 고려할 때, 경락 유주와 일치하는 새로운 해부학적 실체를 찾을 수는 있지 않겠습니까?

▶ **백** : 아까도 말씀드렸듯이 새로운 순환계를 찾을 가능성은 아주 낮지만, 가능성 자체를 부인하지는 않습니다. 하지만 경락 체계와 일치하는 순환계가 존재할 가능성은 없다고 봅니다. 비록 오랜 관찰 결과를 이용해 가장 효율

적인 방법으로 경락 체계를 정립했겠지만, 아무리 정밀하게 관찰하고 분류했다고 하더라도 출발 자체가 해부학적 실체 및 그 실체와 일치하는 기능이 아니기 때문에 인체 현상을 임의로 편의상 분류한 것임은 부정할 수 없습니다. 그런데 그 임의의 분류에 딱 들어맞는 해부학적 실체를 가진 순환계가 존재할 수 있겠습니까? 그 확률은 아직 발굴되지 않은 고대 한의서, 혹은 다른 민족 전통 의학서 중에 오늘날의 신경계와 정확히 일치하는 내용에 대한 기술이 있을 확률만큼이나 낮습니다. 그럼에도 불구하고 제 3순환계로서의 경락계를 발견할 수 있다는 생각이 널리 퍼져 있는 까닭은 경락 학설을 정립한 고대 의사들의 관점과 달리 "경락 학설은 구조물과 기능이 일치하는 이론이다."라는 서양 의학적 관점으로 바라보는 현대 연구자들의 오류 때문입니다. 지금까지는 이러한 오류에 대한 인식 자체가 없었지만 이제는 이러한 오류에 대해 진지하게 논의하고 바로잡을 시점이 되었다고 저는 생각합니다.

● **학생** : 교수님 말씀을 들으니 충분히 설득력이 있습니다만 경락 실체 규명의 꿈을 안고 한의학과에 입학한 저로서는 선뜻 받아들이기가 어렵습니다.

▶ **백** : 물론 그러실 것입니다. 학생 뿐 아니라 관련 연구자는 물론이고 많은 임상 한의사 중에서도 제 의견에 반대하실 분들이 적지 않으리라 생각합니다. 그러니 기회가 된다면 경락 실체 규명이 가능하다고 믿는 분들의 이야기도 들어보세요. 그리고 제 이야기와 그 분들의 이야기 중 어느 쪽이 더 타당한 논리적 근거를 갖추고 있는지 신중하게 생각해보시길 바랍니다. 다만 학생에게 한 가지 부탁드리고 싶은 점이 있습니다. 혹시 꿈을 경혈의 해부학적 실체 규명으로 바꾸실 생각은 없습니까? 한의학의 침구 치료에 활용하는 경혈의 구조적 특성과 기능 원리도 아직 명확히 밝혀지지 않은 실정입니다. 그래서 전 경락보다는 경혈 실체 규명이 더 우선이라고 생각하고 있습니다. 이 이야기는 학생이 경락 실체 규명의 꿈을 안고 한의대에 왔다고 하길래 언뜻 생각하는 대로 덧붙인 것이니 부담 갖지 말고 그냥 참고만 하시길 바랍니다.

▶ **최** : 경락의 실체를 규명하는 길이 해부학적 구조물에 대한 발견뿐 일까요? 믿고 싶은 것이 실재한다면 그보다 좋을 수 없겠지만, 그렇지 않다고 부정할 수 있는 것도 학문의 영역입니다. 경락 체계에 대한 재해석을 통해 한의학에 대한 새로운 방법론을 제시하고, 나아가 '근거에 바탕을 둔 의학'을 만들기 위한 노력이 한의학 입문자들의 신선한 목표가 되어야 하지 않을까요?

4. 음양오행(陰陽五行) 이론은 오늘날의 한의학에도 여전히 필요합니까?

● 학생 : 한의학과에 입학하면 한의학의 배경 철학인 음양오행에 대해서 배웁니다. 그런데 음양오행을 배우다 보면 "과연 이런 내용들이 한의학을 하는데 무슨 필요가 있지?"라는 의문이 들 정도로 비실용적입니다. 그런데도 음양오행 이론을 배워야 합니까?

▶ 백 : 우리가 배우는 과목은 그 우선순위에 따라 편의상 크게 전공과목과 교양과목으로 나눌 수 있고, 이는 다시 각각 전공필수과목과 전공 선택과목, 전공 교양과목과 일반 교양과목으로 나눌 수 있습니다. 방금 학생이 질문한 음양오행 이론은 전공 교양과목 정도에 포함되어야 한다고 생각합니다.

● 학생 : 전공 교양과목이라면 꼭 배울 필요가 없다는 의미이십니까?

▶ 백 : 그렇다고 생각하지는 않습니다. 예를 들어, 양방의학 전공 학생들은 데카르트 철학을 배우지 않습니다. 왜냐하면 배우지 않아도 몸과 마음을 분리하고, 또 몸을 물질 기계처럼 바라보는 데카르트적 관점 - 서양 의학적 관점 - 을 당연한 것으로 체득하고 있기 때문입니다. 하지만 한의학 전공 학생들은 한의학의 배경 철학, 즉 인체와 질병을 바라보는 기본 시각인 음양오행을 한의학과에 입학에서 처음 듣는 경우가 많습니다. 그러므로 서양의학과 다른 한의학의 독특한 철학을 이해하기 위해 전공 교양과목으로 "음양오행의 이해" 같은 과목을 배울 필요가 있다고 생각합니다.

● 학생 : 그렇게 생각하신다면 전공 필수과목이나 전공 선택과목 정도에 배정되어야 하지 않겠습니까?

▶ **백** : 음양과 오행 이론에 대해 간단하게 말씀드리겠습니다. 음양은 인간의 인체와 질병을 포함한 우주 만물을 음과 양의 두 가지 범주로 해석하는 이론이고, 오행은 목(木)・화(火)・토(土)・금(金)・수(水)의 다섯 가지 범주로 해석하는 이론입니다. 음양이라는 2범주 체계를 구성하는 음과 양의 속성을 살펴보면 음은 차고, 무겁고, 어둡고, 정적(靜的)이고, 낮고, 폐쇄적이라는 등의 특성을 갖고 있고 양은 따뜻하고, 가볍고, 밝고, 동적(動的)이고, 높고, 개방적이라는 등의 특성을 갖고 있습니다. 음과 양은 독립적으로 존재하는 것이 아니라 우주 전체, 그리고 인간을 포함한 개별 사물에 동시에 존재하며 끊임없이 상호작용을 함으로써 전체의 균형과 변화 발전을 도모합니다. 햇빛이 잘 비치는 모습에서 유래한 양과 그렇지 않은 응달의 모습에서 유래한 음을 범주 구분의 명칭으로 사용한 음양 이론과 달리 오행 이론에서는 일상생활에서 흔히 볼 수 있는 다섯 가지 사물의 이름을 범주의 명칭으로 활용하였습니다. 각 범주의 특성을 살펴보면, 나무처럼 위로 뻗어가는 기운 및 그 기운의 특성을 갖춘 것은 목(木), 불처럼 뜨거운 기운 및 그 기운의 특성을 갖춘 것은 화(火), 흙처럼 모든 만물을 고루 담으면서 길러주는 기운 및 그 기운의 특성을 갖춘 것은 토(土), 쇠처럼 단단하면서 뭉쳐있는 기운 및 그 기운의 특성을 갖춘 것은 금(金), 깊은 바다의 물처럼 속을 알 수 없을 정도로 깊고 어두우면서 차가운 기운 및 그 기운의 특성을 갖춘 것은 수(水)로 나누었습니다. 음양과 마찬가지로 오행 역시 독립적으로 존재하는 것이 아니라 우주 전체, 그리고 인간을 포함한 개별 사물에 동시에 존재하며 끊임없이 상호작용을 함으로써, 특히 목(木) → 화(火) → 토(土) → 금(金) → 수(水) → 목(木)의 순서로 상생(相生 : 서로 생기게 함)하는 작용과 목(木) → 토(土) → 수(水) → 화(火) → 금(金) → 목(木)의 순서로 상극(相克 : 서로 억누름)하는 작용을 통해 전체의 균형과 변화 발전을 도모합니다. 한의학을 하는데 필요한 음양오행이론은 이 정도입니다. 이 정도 내용을 강의하는데 굳이 전공 필수과목이나 전공 선택과목으로 개설할 필요는 없지 않겠습니까? 더 깊은 내용이나 곁가지들은 모두 음양오행 이론 자체에 대한 순수 학문으로서의 의미가 있지 한의학에는 필요 없다고 생각합니다. 그러므로 음양오행 관련 과목은 전공 교양과목에 배정하면 충분하다고 생각합니다.

● 학생 : 하지만 교수님께서도 아시다시피 음양오행을 중시하는 교수님들도 많으십니다. 그런 분들과는 생각이 많이 다르신 것 같습니다.

▶ 백 : 제가 학교 다닐 때에는 음양오행이 지금보다 더 많이 중시되었습니다. 그리고 저도 음양오행만 이해하면 한의학의 대가가 될 것이라 생각하고 정말 열심히 공부했습니다. 하지만 한참 공부하다보니 어느 순간 순수학문으로서의 음양오행론과 실용학문인 한의학에서 활용하는 음양오행론은 구분할 필요가 있다는 결론에 도달했습니다. 여기는 한의학 교육 과정의 표준 모델을 만드는 자리도 아니고 한의학 국가고시 문제를 점검하는 자리도 아니므로 다른 교수님들의 관점에 대해서는 언급하고 싶지 않습니다. 학생들도 여러분들보다 한의학을 먼저 한 선배로서의 제 입장을 분명히 확인하는 정도로 이 자리를 한정했으면 감사하겠습니다.

● 학생 : 그렇다면 오행귀류(五行歸類)표에 대해서는 어떻게 생각하십니까? 1학년 1학기 때 열심히 외우고 시험 본 기억이 있습니다. 하지만 3학년에 와서 임상과목을 배우는데 보니 오행귀류표 내용은 거의 접하지 못하였고, 심지어 이런 내용들을 언급하면 비웃음을 받는 듯 한 분위기도 종종 있었습니다. 1, 2학년 때 배운 기초 과목과 3학년 때 배운 임상 과목의 연결성이 부족하고 따로 논다는 느낌을 받았습니다.

▶ 백 : 질문 내용 중 기초와 임상 과목의 괴리에 대해서는 많은 이야기가 필요하고 또 지금의 주제와 조금 떨어져 있으니 이 자리에서는 오행귀류표에 대해서만 답변 드리겠습니다. 아까 양방의학과 학생들은 데카르트 철학을 배우지 않는다고 말씀드렸는데, 그 이유를 조금 풀어서 설명 드리면 '서양의학에 이미 데카르트 철학이 녹아 있기 때문에 굳이 따로 배울 필요가 없기 때문'이라고 할 수 있습니다. 한의학도 마찬가지입니다. 굳이 음양과 오행을 따로 배우지 않아도 한의학에 이미 녹아있습니다. 한의학을 익히다보면 당연히 한의학을 있게 한 시각도 어느 정도는 자연히 익히게 됩니다. 다만 그 시각이 생소하기 때문에 한의학 이해의 효율성을 높이기 위해 음양오행의

기본 개념, 속성, 상호관계에 대해 핵심을 짚고 넘어갈 필요가 있는 것입니다. 그런데 자칫 잘못하면 너무 넓게, 즉 한의학과 아무런 관련이 없는 내용까지 넓게 다룸으로써 한의학이 마치 음양오행학인 것처럼 오해하거나 엉뚱한 공부를 하느라 힘과 시간을 소모하는 경우가 있습니다. 오행귀류표는 필요한 내용과 불필요한 내용이 함께 섞여 있는 좋은 예입니다. 그 안에는 한의학 임상에 필요한 내용도 있고 필요 없는 내용도 있습니다. 예를 들어, 목(木) - 간(肝) - 근(筋)의 연결은 임상에서 활용되는 내용입니다만 목(木) - 동(東) - 닭(鷄)의 연결은 불필요합니다. 오행귀류표 중 일부 내용을 포함해서 인체에 적용되지 않는, 순수 음양오행론은 교과서에서 배제되어야 한다고 생각합니다.

◉ **학생** : 필요한 부분이 일부 있지만 빠져야 할 부분도 있다는 말씀으로 정리하면 되겠습니까?

▶ **백** : 맞는 정리입니다만 그렇게만 말하면 제 입장이 어정쩡한 듯 보일 것 같아 조금 더 분명히 말씀드리겠습니다. 제가 학교 다닐 때에는 음양오행 전문서라 할 수 있는 『우주 변화의 원리』, 『역학원리강화』 같은 책을 열 번이고 스무 번이고 이해할 때까지 읽어야 한다는 선배들이 많았습니다. 물론 그 자체로는 재미있습니다. 하지만 지금 제 입장에서는 그 때의 선배들에게 "선배님들께서는 지금 그 책들을 한의학과 어떻게 연결 짓고 있습니까? 임상에서는 어떻게 활용하고 있습니까?"라고 묻고 싶습니다. 어쩌면 『온병조변(溫病條辨)』의 「구규론(九竅論)」[9]을 예로 들어 음양오행의 정밀성을 말씀하시는 분도 계실 겁니다. 원문에 구애됨 없이 이해하기 쉽게 간략하게 인용하면 "눈·코·귀·입는 위쪽에 있을수록 양이고 아래쪽에 있을수록 음이다. 귀는 무형의 소리를 들으니 양중의 양이고 눈은 유형의 형태를 보니 양중의 음이다. 귀는 양중의 양이니 가운데가 비고 외형이 세로이며 양쪽이 모두 열렸고 서로 거리가 멀다. 눈은 양중의 음이니 속이 차고

---

9) 오국통 지음, 정창현 번역. 국역 온병조변. 집문당. 서울. 2004.

외형이 가로이며 양쪽이 열렸고 비교적 가깝다. 코는 무형의 냄새를 맡으니 음중의 양이고, 가운데가 비어 있고 세로로 생겼고 비록 구멍이 두 개지만 독립되어 있지 않다. 입은 유형의 음식을 먹으니 음중의 음이 되며 속이 비기도 하고 채워지기도 하고, 들어오기도 하고 나가기도 하며 겉모습은 가로이고 겉에서는 구멍이 하나지만 속은 두 개다. 종합해보면 양(陽 : 귀와 눈)은 옆에 붙어 있고 음(陰 : 코와 입)은 가운데 붙어 있다. 양중의 양과 음중의 양은 세로고 양중의 음과 음중의 음은 가로다." 등의 내용입니다. 자세히 읽어보면 눈·코·귀·입이 음양의 조화에 딱 맞게 자리 잡고 있습니다. 아주 그럴 듯합니다. 하지만 이 때문에 음양오행으로 인체를 해석해야 한다고 이야기함은 일반화의 오류입니다. 음양오행으로 딱 맞게 설명되지 않는 내용이 훨씬 더 많기 때문입니다. 결론적으로 전 음양오행을 한의학의 핵심으로 알았던 시기, 즉 제가 학교 다니던 때를 '순수 음양오행론과 한의학을 동일시한 시행착오의 시기'라고 규정합니다. 저는 앞에서 제가 말씀드렸던 내용만 이해하면 음양오행에 대한 학습은 충분하다고 생각하며, 더 이상의 공부는 개인의 취향에 맞춰 여유 있을 때 교양삼아 하는 걸로 족하다고 생각합니다.

5. 천인상응론(天人相應論)과 정체관(整體觀)은 어떻습니까?

◎ 학생 : 음양오행 이론과 함께 한의학의 주요 바탕 철학인 천인상응론과 정체관에 대해서는 어떻게 생각하십니까? 이 시대에도 여전히 중요한 의미를 가진다고 보십니까?

▶ 백 : 천인상응론은 "우주와 인간이 동일한 원리로 구성 및 작동한다."와 "우주와 인간은 서로 영향을 주고받는다."라는 두 가지 의미로 크게 구분됩니다. 전자는 음양오행이라는 하나의 잣대로 우주와 인간을 해석 및 이해하려는 관점이고, 후자는 대우주인 자연이 소우주인 인간의 삶에 절대적 영향을 미치므로 이에 순응하며 살아야 한다는 관점으로 이해하시면 됩니다. 앞에서 말씀드렸던 음양오행과 연계지어 말씀드린다면, 전자는 별로 의미를 둘 필요가 없습니다. 음양오행으로는 인간의 몸과 마음을 구체적으로 해석하기에는 무리가 있기 때문입니다. 하지만 후자는 여전히 중요한 의미를 갖습니다. 냉난방 시설과 의복을 통해 기후 조절이 충분히 가능한 시대이기는 하지만 그럼에도 불구하고 기후 변화가 인간 건강에 미치는 영향은 여전히 큽니다. 환절기 때마다 늘어나는 감기 환자, 계절성을 띄는 알러지성 비염 등의 질환을 생각하시면 이해가 될 것입니다.

◎ 학생 : 천인상응론은 한 마디로 '기후에 대한 적응'이라고 생각하면 된다는 말씀이십니까?

▶ 백 : 가장 중요한 부분이 그것입니다. 하지만 또 다른 중요한 부분이 있습니다. 자연과 사람이 서로 영향을 주고받는다는 천인상응론은 사람과 사람이 서로 영향을 주고받는 인인상응론(人人相應論), 몸과 마음이 서로 영향을 주고받는 심신상응론(心身相應論), 사람과 그 사람의 직업이 서로 영향을 주고받는 인직상응론(人職相應論), 사람과 음식이 서로 영향을 주고받는 인식상

응론(人食相應論) 등 다양한 상호관계로 확대해석할 수 있습니다. 그 과정에서 천응상응론은 "모든 것은 서로 영향을 주고받는다. 개별적으로 고립된 요소는 없다."라는 인식, 즉 "모든 개별적 요소는 서로 영향을 주고받으며 하나의 통일체를 이룬다."라는 정체관(整體觀)과 깊은 관계를 맺습니다. 더 구체적으로 말씀드리자면, 정체관을 이루는 뼈대가 바로 상응론이라고 할 수 있습니다. 바로 이 지점이 천인상응론의 또 다른 중요한 부분입니다.

◉ **학생** : 그 점을 이해하려면 결국 정체관의 의의를 먼저 알아야 할 것 같습니다.

▶ **백** : 모든 개별 요소들이 상호 영향을 미치며 하나의 통일체를 이룬다는 정체관은 인체를 부분 부분으로 나누어 해석하는 서양의학과 달리 인간을 하나의 전체로 바라보는 한의학의 중요한 특징입니다. 예를 들어 자주 충혈되는 눈을 치료할 때, 일반적으로 서양의학에서는 눈에 안약을 넣는 치료방법을 선택하지만 한의학에서는 간열(肝熱)을 내리는 한약을 복용하거나 심경락(心經絡)의 특정 혈 자리를 선택해 사혈(瀉血) 요법을 쓰는 등 다양한 치료법 중 하나를 선택합니다. 이것이 가능한 이유는 한의학에서는 비록 국소에 국한해 발생하는 현상이라 하더라도 인체 전체의 각 부분의 상호 작용의 총합으로 보기 때문, 즉 정체관을 전제로 깔기 때문입니다. 그래서 치료의 기본 원칙도 전체의 균형과 조화 도모가 됩니다. 이처럼 정체관은 한의학의 생리, 병리, 치료의 기본 바탕에 깔려 있기 때문에 매우 중요합니다.

◉ **학생** : 한의학에서 정체관이 중요하다는 점은 잘 알겠습니다. 하지만 애초에 제가 드린 질문의 최종 의도는 인체를 부분 부분으로 나누어보는 서양의학이 주류의학인 현 시대에도 여전히 그러한 정체관을 한의학의 주요 관점으로 유지해야하느냐, 라는 것이었습니다.

▶ **백** : 물론입니다. 정체관은 한의학에만 중요한 것이 아닙니다. 물론 저는 서양의학이 가진 장점을 인정합니다. 그리고 그 장점의 근간에 해부생리가 있

다고 생각합니다. 하지만 서양의학이 더 발전하기 위해서는, 혹은 20-30년 전부터 제기되고 있는 환원 의학으로서의 한계를 극복하기 위해서는 한의학의 정체관을 받아들여야 합니다. 서양의학 뿐만 아닙니다. 정체관은 몸과 마음을 하나로, 몸을 하나로, 마음을 하나로, 조직을 하나로, 사회를 하나로, 국가를 하나로, 세계를 하나로, 인간과 자연을 하나로 이해할 수 있게 해줍니다. 그리고 그 과정에서 '하나'를 건강하게 유지하기 위한 핵심이 균형과 조화임을 일깨워줍니다. 따라서 비단 의학관으로서뿐 아니라 인생관, 경영관, 통치관으로도 상당히 큰 가치를 갖는다고 말씀드리고 싶습니다.

6. 한의학 장부(臟腑) 개념의 특징은 무엇입니까?

● 학생 : 한의학의 장부는 서양의학의 장부를 포함하는 넓은 개념이라고 배웠는데, 이러한 장부 개념의 특징에 대해 알고 싶습니다.

▶ 백 : 방금 학생의 말은 한의학과 서양의학의 장부 개념에 대한 혼란과 오해를 일으킬 우려가 높은 부정확한 표현입니다. 학생의 말을 간(肝)을 예로 들어 보면, "한의학에서 말하는 간(肝)은 서양의학의 Liver를 포함하는 개념입니다."라고 표현할 수 있는데, 어떻게 한의학의 간이 서양의학의 Liver를 포함합니까? 서양의학에서 말하는 Liver의 주요 기능은 탄수화물 대사, 아미노산 및 단백질 대사, 지방 대사, 담즙산 및 빌리루빈 대사, 비타민 및 무기질 대사, 호르몬 대사, 해독 작용 및 살균 작용 등입니다. 반면 한의학에서 말하는 간의 주요 기능은 장혈(藏血 : 피를 저장함), 소설(疏泄 : 기운을 소통시킴), 근육·눈·손톱·발톱 상태와 관련 있음 등입니다. 완전히 다르지 않습니까? 물론 두 의학에서 지칭하는 간과 Liver가 동일한 해부학적 실체이긴 합니다. 하지만 이렇게 기능이 완전히 다르기 때문에 한의학의 간이 서양의학의 Liver를 포함한다고 보는 시각은 명백한 오류입니다. 한의학의 장부 개념과 서양 의학의 장부 개념은 완전히 다른 별개의 개념이라고 해야 옳고, 그래야 오해 없이 한의학의 장부 개념을 이해할 수 있습니다.

● 학생 : 하지만 예를 들어 폐의 경우에는, 한의학과 서양의학 모두 호흡을 폐의 중요한 기능으로 규정하고 있지 않습니까?

▶ 백 : 폐 뿐 아니라 위, 소장, 대장, 방광의 주요 기능도 일치합니다. 해부학적 실체가 동일하기 때문에 육안으로 관찰 가능한 수준에서의 기능은 일치하는 부분이 많습니다. 문제는 그 다음입니다. 서양의학은 미세 수준까지의 분석을 통해 반드시 구조와 일치하는 장부 기능만을 축적해 나갔고, 한의학

은 '육안으로 관찰 가능한 수준의 기능(즉 구조와 기능이 일치)'과 '음양오행 사상에 근거해 추론한 기능(즉 구조와 기능이 불일치)'을 합쳐서 장부 기능을 규정하는 식으로 체계화되었습니다. 근본적으로 다를 수밖에 없다는 뜻입니다. 다시 말해서 서양의학이 처음 들어왔을 때, 서양의학의 Lung을 단지 동일한 해부학적 실체를 지칭한다는 이유만으로 아무런 주의 없이 한의학에서 사용하고 있는 용어인 '폐'라고 번역함으로써 두 의학이 '폐'라는 동일한 용어를 사용하게 되었고, 게다가 일부 일치하는 기능이 있기 때문에 서로의 관계를 매우 밀접한 것으로 오해하게 된 것입니다. 하지만 "비록 교집합이 있기는 하지만 두 의학의 장부 체계는 완전히 다르다."라고 보는 것이 타당합니다. 그렇지 않으면 서양의학의 간염을 한의학의 간치료에 사용하는 처방 중에서 골라 치료해야 한다는 오류를 범하게 됩니다.

◉ 학생 : 간염은 간치료 처방 중에서 골라 치료해야하는 것 아닙니까?

▶ 백 : 한의학의 간과 서양의학의 Liver는 다릅니다. 따라서 한의학에서의 간치료 처방은 Liver 치료 처방이 아닙니다. 장부 기능에서와 마찬가지로 일부 일치하는 처방도 있지만 그렇지 않은 처방도 많습니다. 그러므로 두 의학의 장부를 포함관계나 유사관계로 파악하는 관점도 위험하고, 이 관점을 치료에까지 접목하는 태도는 더욱 위험합니다.

◉ 학생 : 이해가 될 듯 말 듯 합니다. 그래서 말씀입니다만 정확한 이해를 위해 괜찮으시다면 다른 예를 들어 다른 각도에서 한 번 더 여쭈어보겠습니다. 얼마 전 폐의 통조수도(通調水道 : 인체의 체액이 잘 흘러가게 조절함) 기능에 대해 배웠습니다. 그런데 대체 어떤 근거를 가지고 그렇게 말하는지 도저히 납득이 가지 않았습니다. 폐에는 그런 기능이 없지 않습니까?

▶ 백 : 서양의학의 폐에는 그런 기능이 없지만 한의학의 폐에는 그런 기능이 있습니다. 한의학에서 폐는 인체 내에서 금(金)의 기능을 수행하는 장기이고, 따라서 발산하는 기운을 거두어들이는 기능을 담당하고 있습니다. 기운을 거두

어들인다는 것에는 표부로 흩어져 있는 기운을 내부로 수렴시킨다는 의미와 상부의 기운을 아래로 내린다는 의미가 있습니다. 후자가 바로 폐의 통조수도와 관련됩니다. 기운을 아래로 내릴 때 수기도 모아서 내리기 때문입니다.

학생 : 교수님 말씀 자체는 이해가 됩니다만, 사실 교수님 말씀대로라면 오행이라는 철학론을 인체에 임의로 적용한 것이지 않습니까? 아무런 근거 없는 추론이지 않습니까?

▶ 백 : 해부생리학적 근거가 없기 때문에 오행론을 인체에 임의로 적용한 추론이라고 표현해도 틀린 말은 아닙니다. 하지만 여기서 한 가지 분명히 짚고 넘어가고 싶은 점은 - 이상하게 들리겠지만 - 기존의 한의학 장부 이론을 해부생리학적 근거를 대서 증명하려 해서는 안 된다는 것입니다. 이 또한 한의학과 서양의학의 장부가 완전 별개의 것임에 대한 정확한 인식이 없어서 발생한 오류입니다. 제가 한의학과에 다닐 때, '간주근(肝主筋 : 간은 근육의 기능과 관련 깊음)'이라는 한의학의 간 기능을 서양의학의 간 기능인 포도당(Glucose) 대사와 관련지어 설명하면서 "한의학에서는 2,000년 전에 이미 현대 서양의학의 발견을 이루어냈다."라는 취지의 강의를 들은 적이 있습니다. 또 다른 예로, 2003년에 발간된 『분석의학을 통한 한의학의 이해』라는 책에서 "폐 내의 전환효소(ACE)가 결국 알도스테론의 분비에 영향을 미쳐서 물과 염대사와 혈액량을 조절하게 된다."[10]라는 내용을 근거로 폐의 통조수도를 해설한 내용이 있습니다. 두 경우 모두 한의학의 과학화를 위한 시도의 일환입니다. 그런데 한의학의 과학화를 위해 노력하시는 분들에게 이런 말씀 드려 대단히 죄송하지만, 정말로 대단히 죄송하지만, 이런 식의 접근은 출발 자체에 오류가 있습니다. 일종의 견강부회입니다. 서양 의학적 발견을 한의학 이론 합리화에 오용(誤用)하는 경우입니다. 한의학과 서양의학은 서로 다른 기초 위에 체계화되었기 때문에 어느 한쪽 이론으로 반대쪽 이론을 검증하거나 합리화하려 해서는 안 됩니다. 만약 서양 의학적으로 설명 가능

10) 김용수 지음. 분석 의학을 통한 한의학의 이해. 들꽃누리. 서울. 2003.

한 일부 장부 기능 때문에 한의학의 장부 기능이 과학적이라고 말한다면 반대로 설명 불가능한 장부 기능을 근거로 한의학을 비과학적이라고 비판받을 부분이 훨씬 더 많습니다. 한의학의 고유성과 자존심을 지키고 올바른 연구 방향 설정을 위해서도 우선 두 의학은 '전혀 별개의 이론 체계'임을 직시 및 인정해야하고, 이런 관점을 가진 상태에서 한의학 이론에 대한 자부심을 가져야 합니다. 그런 후에야 한의학의 과학화 방향과 범위를 정확히 설정할 수 있기 때문입니다.

학생 : 대화의 주제가 상당히 넓어지는 것 같습니다. 말 나온 김에 과학화 방향과 범위에 대한 질문도 드리고 싶지만 우선 앞서 했던 질문을 정리하고 싶습니다. 해부생리학적 근거가 없는 이유에 대해서는 이해했습니다만 '오행론을 임의로 인체에 적용한 추론'이라는 내용에 대해서는 아직 자세히 설명하지 않으셨습니다.

▶ 백 : '임의로'를 '아무렇게나'라고 해석하지는 않았으면 합니다. 서양의학은 해부생리학을 '임의로' 인체에 적용했고 한의학은 오행론을 '임의로' 인체에 적용한 것입니다. '임의로'의 의미를 여기서는 '특정 방법론의 선택'이라고 받아들여 주십시오. 한의학에 익숙하지 않은 여러분들의 관점에서 보면 폐의 통조수도 기능이 일종의 근거 없는 상상에 불과해 보일 수도 있습니다. 하지만 한의학은 이런 방식으로 발전해왔습니다. 음양오행 - 혹은 다른 다양한 범주 - 이라는 범주를 이용해 인체와 질병을 계통적으로 이해하고 치료해왔습니다. 통조수도도 마찬가집니다. 그냥 생리 기능만 제시했으면 "근거 없는 소설이구나."라고 무시해도 할 말이 없겠지만 한의학 선배님들은 이를 치료까지 연결 지었습니다.

예를 들어, 월비탕(越婢湯)이라는 처방이 있습니다. 주요 효능은 "몸이 부은 증상을 폐기를 통하게 해서 치료한다."입니다. 월비탕이 실제 해부학적으로는 어디에서 작용하는 지는 - 예를 들어 신장에서 작용하건 피부 조직에서 작용하건 - 중요하지 않습니다. 중요한 점은 "폐에는 통조수도하는 기능이 있다."

→ "폐의 통조수도 기능 기능 이상으로 몸이 붓는 부종(浮腫) 증상이 발생한다." → "통조수도 기능 이상으로 인한 부종 증상에 월비탕을 써서 치료한다."라는 생리 → 병리 → 치료의 완결된 이론 체계를 갖추고 있다는 것입니다.

다른 예를 한 번 더 들어보겠습니다. 몇 년 전 추석 연휴가 끝난 다음날, 여학생 한 명이 허리가 너무 아파 앉아 있을 수가 없다며 찾아왔습니다. 혹시 앉아서 전을 많이 부쳤거나 고스톱을 오래 쳤냐고 물었더니 둘 다 아니라고 했습니다. 장시간의 노동 혹은 유흥으로 인한 근육통은 아니라고 보고 이것저것 다른 특이 사항을 찾다가 복진(腹診) 과정에서 '위완부의 저항감 및 환자의 통증 호소', 그리고 "너무 많이 먹어서 소화가 조금 덜 되는 듯한 느낌이 있다."라는 진술을 받아냈습니다. 식체(食滯)가 일반적 소화기 증상이 아니라 요통으로 발현된 상황이라 판단하고 식체 치료혈 중 하나인 중완혈(中脘穴)에 침 치료를 했습니다. 30분 후 침을 뺄 때쯤에는 이미 허리 통증이 상당히 가셨고 다음날 한 번의 똑같은 치료 후 증상이 사라졌습니다. 만약 양방 진료를 받으러 갔더라면 통증이 있는 허리 부분에 집중해 X-RAY나 MRI 검사를 하고, 해당 부위에 소염진통제 주사를 놓고, 물리치료를 했을 것입니다. 소염진통제 효과가 지속되는 시간 동안은 통증 관리가 됐겠지만 원인 파악이 틀렸고 따라서 치료 방향도 틀렸기 때문에 저절로 혹은 소화기의 불편감 때문에 활명수 등을 복용해 소화 기능이 정상을 회복하기 전까지는 요통이 사라지지 않았을 것이고, 한방 진료를 이용했을 때보다 훨씬 더 긴 시간 고생했을 것입니다. 제가 든 예는 실제 경험한 임상례지만 대다수의 양방의사들은 제 말에 고개를 갸웃거릴 것입니다. '침 치료 자리인 배 중앙 부위와 통증 발생 부위인 허리 부위의 연관성'에 대해 해부생리 및 병리학적으로 이해가 되지 않을 것이기 때문입니다. 한의학에 대한 이해가 부족한 양방 의사의 입장에서는 충분히 가질 수 있는 태도입니다. 하지만 지금 제가 든 두 가지 예는 - 물론 일반화하기에는 무리가 있는 개별 사례들이기는 하지만 - 서양의학의 해부생리학적 근거가 아니더라도 이론과 임상이 일치하는 완결된 의학 체계가 있음을 보여줍니다. 그러므로 '해부생리학적 근거 부족'을 이유로 비논리적 혹은 비과학적이라 매도하는 태도는 옳지 않습니다. 아마도 여러분 중 다수는 앞으로 배우게 될 생리 및 병리의 많은 부분에서 폐의 통조수도 기능을 접했을 때와 비슷한 저항감을 느끼게 될 것입니다. 그 때마다 제가 방금 들어드린 예를 떠올리면 보다 수월하게 이해하고 납득하실 수 있으시리라 생각합니다.

◉ 학생 : 추론이긴 하지만 임상 효과가 있으니 받아들여야 한다는 말씀이십니까?

▶ 백 : 해부생리학적 근거만이 의학 이론을 타당하게 만드는 유일한 기준이 아님을 유념해주셨으면 합니다. 학생은 여전히 "믿을 수 없는 이론이지만 결과가 좋으니 받아들여야 한다구요?"라는 식으로 부정적으로 생각하는 것 같습니다. 제 의도는 한의학은 해부생리학적 근거와 상관없이 독립적이고 완결된 이론 체계를 갖추고 있음을 '통조수도'의 예를 들어 설명하는 것이었습니다. 이를 이해해 주셨으면 합니다. 다만 그렇다고 해서 앞으로도 이와 같은 한의학의 고유 방식을 계속 유지해야 한다는 뜻은 아닙니다. 물론 저는 기존의 방식이 좋습니다. 저는 이미 한의학을 충분히 이해했고, 또 서양의학의 미시적 분석적 시각을 그다지 좋아하지 않기 때문입니다. 그러나 "여러분 세대에서, 또 미래 세대에서 한의학 교육과 전승을 위해, 그리고 한의학 이용에 대한 일반인들의 신뢰성과 접근성 확대를 위한 보다 효율적인 방법은 무엇인가?"라는 화두를 떠 올리면 "혁명적 관점 전환을 도입할 시기가 되지 않았나?"라는 생각이 들기도 합니다. 이 부분에 대해서는 '한의학의 과학화 방향'에 대한 이야기를 나눌 때 다시 말씀드리기로 하고 이쯤에서 이 주제는 맺었으면 합니다.

7. 장상학(藏象學)의 장단점은 무엇입니까?

학생 : 한의학에서는 인체 내부의 상태를 겉으로 드러난 현상을 통해 파악하는 독특한 방법론, 즉 장상학(臟象學)을 이용해 장부(臟腑) 생리와 병리 체계를 구축했다고 배웠습니다. 이러한 장상학의 장점과 단점은 무엇입니까?

▶ 백 : 말씀하신 것처럼 장상학은 겉으로 드러난 현상, 예를 들면 얼굴색·목소리·얼굴이나 몸의 생김새·환자가 호소하는 증상 등을 근거로 각 개인의 인체 내부 기관의 생리와 병리 기전을 연구하는 학문 방법론입니다. '인체는 오행이라는 5범주 이론에 근거해 다섯 가지로 분류 및 계통화 시킨 기능계가 종합적으로 상호 작용하는 통일체'라는 전제 하에 인체 내부의 개별 기관이나 조직에 대한 미세 분석 없이도 인체의 생리 및 병리 체계를 구축하게 해 준다는 점이 장상학의 장점입니다. 단점 역시 똑같습니다.

학생 : 장점과 단점이 어떻게 같을 수 있습니까?

▶ 백 : 기능 중심으로 인체를 종합적으로 파악할 수 있게 해 준다는 점이 장점이고, 동시에 해부생리에 근거한 구체적 분석이 없다는 점이 단점인데 이 두 가지는 분리되지 않기 때문입니다.

학생 : 무슨 말씀인지 알겠습니다. 그런데 그렇게 장점과 단점이 분리되지 않는다면 장점을 극대화하고 단점을 최소화시킬 방법도 없는 것입니까?

▶ 백 : 장상학의 장점은 서양의학의 단점이고, 단점은 서양의학의 장점입니다. 한의학은 장상학을 이용해 부분의 이상에 매몰되지 않고 인체 전체의 건강을 도모합니다. 예를 들어, 몇 달 전 이런 경험을 한 적이 있었습니다. 두 달 넘게 왼쪽 엉덩이와 허벅지 뒤쪽 근육이 나도 모르게 경직되는 경우가

잦아졌습니다. 낫겠거니 하고 내버려두다가 점점 심해지는 것 같아서 스스로 제 몸에 침을 놨습니다. 조금 자세히 말씀드리면, 다른 부위에는 이상이 없었기 때문에 "간은 근육과 관련이 깊다."와 "경직은 실증이다."라는 이론에 근거해 간 경락의 태충혈을 사(瀉)하는 치료법을 썼습니다. 다음날부터 바로 그 증상이 사라졌습니다. 만약 양방 진료를 받았더라면, 해당 부위 근육을 중심으로 X-ray 검사를 하고 물리치료를 하고 근육이완제 주사를 맞았을 것입니다. 각종 검사 끝에도 원인을 찾지 못하고, 대증요법의 하나로 근육이완제 주사를 맞으면서 적지 않은 시간 고생 했으리라 추정됩니다. 하지만 장상학설과 경락학설에 근거한 침 치료로 간단하게 치료했습니다. 장상학의 장점이 발휘된 경우이자 서양의학의 단점이 드러난 경우라 할 수 있습니다. 그런데 만약 제 증상이 좌골신경이 종양 등에 의해 눌리는 구조적 이상으로 발생했다면 - 물론 이 경우라면 증상 발현 양상이 달랐겠지만 - 태충혈 치료만으로는 효과를 얻기 어려울 뿐 아니라 괜히 시간만 끌며 더 악화시켰을 가능성이 높습니다. 이 경우는 장상학의 단점이 드러나고 서양의학의 장점이 발휘되는 경우라고 할 수 있습니다. 물론 이 예는 일반화하기에는 무리가 있는 개별 사례에 불과합니다만 이 이야기를 통해 제가 드리고 싶은 말씀은, 각 의학은 각각의 방법론이 있고 그 방법론은 고유의 장점과 단점을 동시에 가진다는 점입니다. 즉 두 의학이 각각의 장점을 최대화하고 단점을 최소화할 수 있는 방법은 각각의 의학 방법론을 따라 진료를 하되 서로 상대방 의학의 방법론 및 결과를 참고하여 보완하는 것이라는 뜻입니다.

8. 오장육부(五臟六腑)와 기항지부(奇恒之腑)의 관계는 무엇입니까?

학생 : 간・심・비・폐・신은 오장이고 담・위・소장・대장・방광・삼초는 육부며 뇌(腦)・수(髓)・골(骨)・맥(脈)・담(膽)・여자포(女子胞)는 기항지부라고 배웠습니다. 오장은 정기를 저장하고 육부는 음식물을 소화 및 운송하며 기항지부는 형태는 부(腑)처럼 가운데가 비어 있는데 기능적으로는 장(臟)처럼 정기를 저장한다고 배웠습니다. 여기서 궁금한 점은, 교수님께서도 앞에서 말씀하신 것 같은데, 한의학의 장부론은 오장육부를 중심으로 체계화되어 있는데 왜 또 기항지부라는 개념을 추가했느냐, 하는 것입니다. 또 오장육부와는 어떻게 관련지어야 하느냐, 하는 것입니다.

▶ 백 : 기항지부는 다른 많은 한의학 개념과 마찬가지로 『황제내경』에 기록되어 있습니다. 제가 이미 말씀드렸는지도 모르겠습니다만 여기서 다시 한 번 확인하는 의미에서 분명하게 짚고 넘어가자면, 『황제내경』은 한의학의 주요 개념을 담고 있는 중요한 책이기는 하지만 그 안에는 아직 하나로 완전히 통일되지 않은 이론들도 포함되어 있습니다. 예를 들어, 어느 편에서는 사계절을 기준으로 맥진의 기본맥을 봄의 맥・여름의 맥・가을의 맥・겨울의 맥의 네 가지로 나누었지만 다른 편에서는 오장을 기준으로 맥진의 기본맥을 간의 맥, 심의 맥, 비의 맥, 폐의 맥, 신의 맥의 다섯 가지로 나누었습니다. 장부와 관련된 보다 구체적 예를 들자면, 『난경』이라는 책의 38난과 39난을 보면 "왜 장(臟)은 다섯인데 부(腑)는 여섯입니까?"와 "왜 부(腑)는 다섯인데 장(臟)은 여섯입니까?"[11]라는 서로 모순돼 보이는 질문이 있습니다. 이러한 내용들은 한의학 이론이 처음부터 딱 정해진 것이 아니라 다양한 이론이 뒤섞이며 취사선택되는 과정을 거쳐 차츰 정리되어 왔음을 보여주는데, 서로 다른 학파의 의견이 미처 정리되지 못하고 함께 실렸다고 보는 것이

11) 전국한의과대학 원전학교실 編. 난경. 법인문화사. 서울. 2010.

타당한 경우도 있고, 두 학파의 의견이 모두 일정정도의 타당성을 갖고 있기 때문에 함께 실렸다고 보는 것이 타당한 경우도 있습니다. 기항지부라는 개념은 전자에 해당된다고 봅니다. 그래서 특별한 의미를 두고 중시하는 분들과 달리 저는 기항지부는 폐기되어야 할 개념이라고 생각합니다. 기항지부 중에서 뇌(腦)・수(髓)・골(骨)・여자포(女子胞)는 신(腎) 계통에 배속되고 맥(脈)은 심(心) 계통에 배속되고 담(膽)은 육부에 속하면서 간(肝) 계통에 배속됩니다. 즉 기항지부는 모두 다 오장 계통에 포함해 이해가 가능합니다. 이를 고려할 때, 기항지부는 오장 계통으로 인체 기관과 조직이 완전히 분류되기 전의 이론에 불과하고 그래서 없어져도 될 개념이라고 생각합니다.

학생 : 그렇게 부정적으로 보고 단정적으로 폐기해야한다고 말씀하시기보다는 "한의학에는 이러한 부분에 대한 언급도 있었다."라는 정도로 넘어가는 편이 혹시 나중에라도 기항지부의 일부 혹은 전부의 가치가 중대하게 평가받는 날이 왔을 때 한의학에 더 유리하지 않겠습니까?

▶ 백 : 어차피 『황제내경』에 실려 있는 내용입니다. 제가 부정한다고 해서 사라지지는 않습니다. 그러므로 혹시 틀렸다 해도 한의학이 아니라 한의학을 바라보는 학자 중 한 명의 시각이 틀린 것뿐이니 한의학이 손해볼까봐 걱정하지는 않으셔도 됩니다. 다만 제 의도가 "신중하되 일단 판단이 내려지면 버릴 것은 깨끗하게 버림으로써 한의학 교육과 학습의 효율성을 높이자."임을 이해해 주시면 좋겠습니다.

9. 십이경락(十二經絡)과 기경팔맥(奇經八脈)의 관계는 무엇입니까?

◉ 학생 : 좀 전에 오장육부와 기항지부와의 관계를 말씀해주셨는데, 경락학설에도 비슷한 경우가 있는 것 같습니다. 십이경맥과 기경팔맥의 관계는 어떻게 봐야합니까?

▶ 백 : 초기에는 십이경맥 학파와 기경팔맥 학파가 있었는데, 점차 십이경맥 학파의 학설이 주류로 인정받아 왔다고 보입니다. 그러다가 현재는 기경팔맥 중 임맥과 독맥의 두 가지를 십이경맥과 합해서 십사경맥 학설로 정리된 상황입니다.

◉ 학생 : 그럼 기경팔맥 중 나머지 6개 경락은 필요 없다고 생각하십니까?

▶ 백 : 네, 그렇습니다. 임맥과 독맥을 제외한 나머지 기경팔맥은 십이경맥과 구분되는 고유의 혈자리를 갖고 있지 않습니다. 즉 십이경맥 속에 이미 포함된 채 각각의 혈성(穴性)이 부여되어 있습니다. 따라서 14경락 체계로 통일하고 기경팔맥 체계는 폐기함이 옳다고 생각합니다.

◉ 학생 : 하지만 명나라 중기의 유명한 본초학 서적인 『본초강목(本草綱目)』의 저자 이시진은 기경팔맥을 중시했고, 기공수련을 하는 분들도 기경팔맥을 중시한다는 이야기를 들은 적이 있습니다. 그런 기경팔맥 이론의 폐기를 주장하심은 좀 과격한 듯 들립니다.

▶ 백 : 한의학 이론 발전의 기본 방향은 포용과 통합입니다. 조금이라도 의미가 있으면 모두 이론 속에 포함시켜왔습니다. 그러다보니 산만하고 비효율적인 면도 적지 않습니다. 지금 이야기 중인 기경팔맥을 예로 들면, 물론 기경팔맥 이론을 이용해 임상 효과를 보는 경우도 있을 것입니다. 하지만 역대

의가들은 물론이고 현재의 한의사들 중에서도 기경팔맥을 사용하는 분들은 몇 분 되지 않습니다. 얼마 되지 않는 경우의 수 때문에 기경팔맥 이론을 따로 유지함은 비효율적입니다. 차라리 십사경맥 학습에 집중함이 더 효율적입니다. 어차피 십이경맥안에 팔맥교회혈 8개가 있으니 이를 이용해도 충분합니다. 그러므로 기경팔맥 이론은 폐기함이 타당합니다. 정 기경팔맥을 중시하고 싶은 분이라면 논문이나 책을 통해 그 근거를 밝혀 동료들이 활용하게끔 만들어야 합니다. 그런 과정 없이 단지 예전부터 내려온 이론이라는 이유만으로 거의 사용하지도 않는 이론을 학습하는 것은 비효율적입니다. 앞에서 말씀드렸던 기항지부, 지금 말씀드리고 있는 기경팔맥 뿐 아니라 이와 비슷한 경우의 다른 이론들도 역시 폐기함이 한의학 학습과 임상 활용의 효율성을 높이기 위해 꼭 필요하다고 생각합니다.

10. 명문(命門), 심포(心包), 삼초(三焦)는 실체가 있습니까?

◉ 학생 : 명문, 심포, 삼초의 실체와 기능에 대한 논의가 분분합니다. 유형(有形 : 형태가 있음)이라는 설도 있고 무형(無形 : 형태가 없음)이라는 설도 있습니다. 유형설을 지지하는 학자들의 경우에도 지칭하는 부위가 여럿입니다. 예를 들어 명문의 경우, 우명문설(右命門說 : 우측 신장이 명문이라는 학설)이 있고 신간동기설(腎間動氣說 : 양측 신장 가운데의 움직이는 기운이 명문이라는 학설)이 있고 또 자궁명문설(子宮命門說 : 자궁이 명문이라는 학설)도 있습니다. 이렇게 학설이 분분하니 명문, 심포, 삼초를 어떻게 이해해야 할 지 모르겠습니다.

▶ 백 : 예를 들어 위(胃)의 경우는 한의학에서 위(胃)의 해부학적 실체를 stomach로 보느냐 아니면 다른 기관으로 보느냐가 중요한 의미를 가집니다. 왜냐하면 한의학에서 말하는 위(胃)의 주요 기능인 음식의 수납(受納 : 음식을 받아들임) 및 부숙(腐熟 : 부수고 소화시킴)은 서양의학의 기능과 일치, 즉 구조와 기능이 일치하기 때문입니다. 하지만 간(肝)의 소설(疏泄) 기능을 이야기할 때는 이때의 간이 Liver든 아니든 상관이 없습니다. 어차피 소설(疏泄) 기능은 구조와 기능이 일치하는 경우가 아니기 때문입니다. 명문, 심포, 삼초의 경우도 마찬가지입니다. (한의학의 장부학설에서는 특정 기능을 특정 구조물에 짝짓는 방법을 채택하기는 했기 때문에 유형설이 맞기는 합니다만) 이 경우는 구조와 기능이 일치하지 않으므로 실체가 있으나 없으나 상관없고 또 지칭되는 실체의 해부학적 부위가 무엇이든 상관이 없습니다. 예를 들어 명문이 양쪽 신장의 가운데 기운일 때와 우측 신장일 때 그 기능상 달라지는 부분이 있습니까? 없습니다. 그러므로 저는 이제 이런 논의 자체를 그만 두어야 한다고 생각합니다.

◉ 학생 : 하지만 역대 의가들의 많은 논쟁이 있었던 중요한 개념이잖습니까?

▶ 백 : 많은 논쟁이 있었던 것은 사실입니다. 저도 의사학적으로는 의미가 있다고 생각합니다. 하지만 임상적으로는 아무런 의미가 없습니다. 그래서 이런 주제는 의사학에 관심 깊은 전문 학자들이 연구하면 충분합니다. 현실적으로 별 의미가 없는 내용을 한의학의 중요한 이론이라도 되는 양 깊이 있게 토론하고 학습할 필요는 없다고 생각합니다.

● 학생 : 명문, 심포, 삼초의 부위가 어디든 상관없다는 말씀은 항상 구조와 그 구조의 기능을 연관시켜 생각해온 제게는 꽤 충격적으로 들립니다. 그렇다면 이 세 장부의 기능에 대해서는 어떻게 생각하십니까?

▶ 백 : 명문이라는 표현이 최초로 나온 문헌은『황제내경 영추』입니다. 그런데 이때의 명문은 방광경의 정명혈(睛明穴) 부위를 지칭하는 의미였습니다. 장부로서의 명문은 『난경』8난에[12] 최초의 언급이 나오는데, 그 내용을 보면 『난경』 저자가 '오장의 상위 개념으로 오장에 생기(生氣)를 공급하는 생명력의 근원'이라는 개념을 상정하고 이러한 기능을 담당할 장기를 명문으로 규정했음을 알 수 있습니다. 같은 책 내의 66난에서는 신간동기(腎間動氣)를, 36난과 39난에서는 우신(右腎)을 명문으로 지칭함으로써 논란의 씨앗을 뿌리기는 했지만 기능은 일관성 있게 제시했습니다. 즉 명문의 기능은 "인체 전체에 생명력을 공급하는 생명력의 근원이다."라고 정리하면 끝입니다. 그런데 이에 대해 제 의견을 덧붙이면, 명문 개념은 원래 사족(蛇足)이었거나 아니면 후대에 내려오면서 결과적으로 사족(蛇足)이 되어버렸습니다. 명문화(命門火)와 신양(腎陽)이 동일어임에서 알 수 있듯이 명문은 신(腎)의 개념에 흡수되었기 때문입니다.

● 학생 : 심포는 어떻습니까?

▶ 백 : 『황제내경』에 근거하면 심포의 기능은 "심(心)이 사기를 바로 받으면 생명이 위험해지므로 심을 대신해서 사기를 받는 것"입니다. 좀 전에 부위는

---

12) 전국한의과대학 원전학교실 編. 난경. 법인문화사. 서울. 2010.

중요하지 않다고 했지만, 명문과 달리 심포와 삼초의 경우는 부위에 대한 논쟁이 별로 없었으므로 『황제내경』의 뜻을 따라 부위를 지칭해보면, 심포의 경우는 "심을 둘러싸고 있다."라는 의미인 이름과 기능을 함께 고려할 때 '심장을 둘러싸고 있는 막' 혹은 '심낭 전체'를 의미하고, 여기에 기능을 부여한 것으로 보입니다.

● 학생 : 삼초는 어떻습니까?

▶ 백 : 삼초의 위치는 『황제내경』에 명확히 지칭되어 있습니다. 상초는 위상구(胃上口), 중초는 위중앙(胃中央)이고, 하초는 방광상구(膀胱上口)입니다. 기능은 각각 음식을 소화시켜 기(氣)를 만드는 것, 음식을 소화시켜 혈(血)을 만드는 것, 소변을 만들어 방광으로 내려주는 것입니다. 역대 의가들이 이와 다른 의견을 내 놓았습니다만 전 괜히 복잡하고 번거롭게만 했지 별 의미는 없는 주장들이었다고 생각합니다.

● 학생 :『황제내경』 학설만 중요하고 후대 학자들의 학설은 중요하지 않다는 말씀이십니까?

▶ 백 : 물론 모든 이론에 대해 그렇게 생각하지는 않습니다. 다만 심포, 삼초에 대해서는 그렇게 생각합니다. 전 명문, 심포, 삼초에 관한 역대 학자들의 논쟁은 그야말로 사상누각이었다고 생각합니다. 구조와 기능이 일치하지 않는 한의학의 특성에 대한 이해가 부족했기 때문에 빚어진 무의미한 논쟁이었습니다. 그래서 명문은 『난경』, 심포와 삼초는 『황제내경』에 수록된 내용을 이해하는 것만으로 충분하다고 생각합니다.

● 학생 : 현실적으로, 즉 임상적으로 별 의미가 없는 '이론을 위한 이론'이었다는 말씀으로 이해하면 되겠습니까?

▶ 백 : 명문은 신(腎)에 포함되어 있고, 신(腎)의 생리 및 병리적 개념 중에서 명문과 관련지을 수 있는 개념은 임상적으로 널리 활용되고 있습니다. 심포

의 기능은 심에, 삼초 중 상초와 중초는 비위에, 하초의 기능은 방광에 많은 부분이 포함되어 있습니다. 또 심포와 삼초는 심포경과 삼초경이라는 고유의 경락을 갖고 있고, 이와 관련된 경락 및 침구학적 의미를 갖습니다. 제가 드리고 싶은 말씀은 명문, 심포, 삼초 모두 일정한 의미를 갖고 있지만 이미 장부학설과 경락학설에 충분히 포함되어 있으므로 굳이 따로 형태가 있니 없니 하는 관념적 논쟁을 할 필요는 없다는 것입니다.

● **학생** : 당돌해 보일지 모르겠습니다만, 조금 예민한 질문을 드리겠습니다. 정말 궁금해서 직설적으로 여쭤보는 것이니 혹시라도 오해 없으시길 바랍니다. 교수님도 아시겠지만 명문, 심포, 삼초에 관한 역대 의가들의 학설에 대해서는 다른 장부와 동등한 비중으로 배우고 있습니다. 교수님 말씀대로 별 의미 없는 내용이라면 가볍게 지나가거나 혹은 배울 필요가 아예 없는 내용이라고 볼 수 있지 않겠습니까?

▶ **백** : 한의학 이론의 발전사를 짚어보는 의사학적 의미는 충분히 있습니다. 하지만 지금 학생 질문의 요지는 "의미 있는 장부 이론으로 배울 필요는 없지 않습니까?"라는 거죠? 그 대답을 하기 전에 지금 현재 제 위치는 '정규 한의학 교육 기관의 교수'가 아니라 '한의학 이론에 대해 어떤 의견이든 개진할 수 있는 개인'임을 분명히 전제하고 싶습니다. 현 교육 제도를 일선에서 수행하는 교수의 한 사람으로서는 새로운 대안이 마련되기 전에는 제 의견과 상관없이 기존 체제를 따라야 합니다. 반면 개인으로서는 얼마든지 기존 이론 체계를 비판할 수 있다는 차이가 있습니다. 그러니 제 의견이 저와 생각이 다른 교수님들과의 갈등을 야기하거나 학생들의 학습 의욕을 꺾는 쪽으로 오해되지 않았으면 좋겠습니다. 제 의견은 한 사람의 개인 의견일 뿐이고, 제 의견에 동조하는 분들도 있고 반대하는 분들도 있다는 점을 기억하고 제 이야기를 들어주십시오. 방금 학생의 질문에 대한 제 의견은 "네, 그렇습니다. 그런 내용들은 간략하게 넘어가거나 아니면 가르칠 필요가 없다고 생각합니다."입니다.

11. 비(脾)는 Spleen(비장)입니까, Pancreas(췌장)입니까?

● **학생** : 비(脾)의 기능이 소화와 관계가 깊으므로 Spleen(비장)이 아니라 Pancreas(췌장)를 비(脾)로 봐야 한다는 주장이 있습니다. 이에 대해 교수님께서는 어떻게 생각하십니까?

▶ **백** : 옛 사람들이 Spleen을 비(脾)로 인식했는지 Pancreas를 비(脾)로 인식했는지를 더듬어 보는 재미는, 즉 의사학적 의미는 분명히 있습니다. 하지만 그 외의 의미는 아무 것도 없습니다. Spleen 혹은 Pancreas라고 결정된다고 해서 비(脾)의 생리나 병리가 바뀌는 것도 아니고 비허(脾虛)나 비실(脾實)에 사용되는 약 처방 혹은 침 처방이 바뀌는 것도 아닙니다. 이 점을 분명히 한 후 이 논쟁을 시작해야 합니다. 개인적 의견을 말씀드린다면, 전 이 주제에 대해 별 흥미를 갖고 있지 않기 때문에 비(脾)가 Spleen이건 Pancreas이건 상관없습니다. 앞에서 말씀드렸던 "달라질 것이 없으므로 명문이 어디건 상관없다."와 똑같은 이유에서입니다.

12. 정(精) · 기(氣) · 신(神) · 혈(血)의 개념은 무엇입니까?

◎ 학생 : 정(精) · 기(氣) · 신(神) · 혈(血)은 신체를 구성하는 기본 요소라고 배웠습니다. 각각의 구체적 내용에 대해서도 배웠습니다만 이상하게도 강의를 들을 때는 이해가 되는데 혼자 생각해보면 알 듯 말 듯하며 정확한 개념이 잡히지 않습니다.

▶ 백 : 정기신혈을 호르몬 같은 구체적 실체라고만 생각하니까 헷갈리는 것입니다.

◎ 학생 : 정(精)을 예로 들자면, '정은 인체를 구성하고 생명활동을 유지시키는 가장 기본적인 물질'이라고 교과서에 분명히 기록되어 있습니다. 당연히 '어떤 실체'라고 봐야하지 않겠습니까?

▶ 백 : 정을 물질적 개념으로 보는 것은 맞는 말입니다. 하지만 비물질적 개념도 동시에 포함하고 있습니다. 기와 신과 혈도 마찬가지입니다.

◎ 학생 : 물질적 개념과 비물질적 개념이 동시에 혼재되어 있다는 말씀이십니까?

▶ 백 : 그렇습니다. 한의학은 '구조와 일치하는 기능 + 구조와 일치하지 않는 기능'으로 구성되었다고 말씀 드린 내용 기억하실 것입니다. 비슷한 방식입니다. 정기신혈은 물질적 개념과 비물질적 개념이 같이 섞여 있습니다. 예를 들어, 옛사람들이 정을 생명을 유지하는 기본 물질이라고 본 이유는 남자들의 정액을 봤기 때문입니다. 정액이 여성 몸에 주입된 후 새 생명이 탄생하는 것을 보고 정액을 생명의 근원이라고 생각하게 되었을 것입니다. 그런데 여기서 멈추지 않고 이를 확장하여 남자의 정액처럼 생명력 가득한 물질, 즉 정(精)이 오장에 가득하고 이에 의해 건강한 생명활동이 영위된다는 추론

을 세운 것입니다. 그리고 머리카락이 푸석해지거나 빠지고, 귀가 잘 들리지 않거나 귀 울음이 있고, 허리가 아픈 등의 증상을 인체 내부의 정(精)이 부족한 상태라고 병리를 세우고, 이에 근거해 치료법을 구축한 것입니다. 기, 신, 혈도 마찬가지입니다.

학생 : 혈이 정과 비슷한 개념 구조를 갖고 있다는 것은 쉽게 납득이 됩니다만 기(氣)와 신(神)도 그렇다는 것은 선뜻 이해가 되지 않습니다.

▶ 백 : 옛사람들은 틀림없이 코피나 상처 부위에서 흘러나온 피를 육안으로 본 후 이를 강(江)이나 수로(水路) 개념을 이용해 전신에 퍼져 있다고 생각했을 것입니다. 구체적 혈관망을 인식한 것이 아니라 마치 정(精)이 전신에 퍼져 있다고 생각하듯이 막연하게 피도 전신에 퍼져 있다고 추론한 것입니다. 그리고 피가 있어야 보기・듣기・걷기・잡기 등의 활동이 가능하다는 생리 이론과 만약 부족하면 어지럽고 눈이 침침해지고 팔다리에 힘이 없어진다는 병리 이론을 세웠고, 이에 근거해 치료법을 구축했습니다. 애초에 혈관망이라는 해부학적 구조물에 근거하지 않았기 때문에 피와 관련된 생리와 병리에는 필연적으로 피와 관련되지 않은 내용, 예를 들어 "등의 한 부위가 고정적으로 아픈데 밤에 더 심해지는 경우는 '어혈(瘀血 : 나쁜 피가 뭉쳐 있음)' 때문이다."라는 내용이 포함되어 있습니다. 실제로 피가 뭉쳐 멍이 든 경우도 어혈이고 그렇지 않은 경우도 어혈의 범주에 넣은 것입니다. 기(氣)도 마찬가지입니다. 기본적으로 동양에서는 기가 우주에 가득 차 있다고 봤는데 봄 들판의 아지랑이를 기가 존재하는 증거로 삼기도 했습니다. 우주와 마찬가지로 소우주인 인체에도 당연히 기가 가득 차 있다고 봤는데, 겨울이면 눈에 분명하게 보이는 입김이나 육체노동 후 체온이 올라 몸에서 김이 모락모락 나는 현상을 인체 내부 기의 증거로 삼았을 것입니다. 그리고 기는 전신에 퍼져 있는데, 기가 충만하고 정상적으로 운행하면 몸이 따뜻하고 질병에 걸리지 않으며 피부가 충실하다는 생리 이론을 세웠고, 또 만약 문제가 생기면 정신을 잃고 쓰러지거나 호흡이 가쁘거나 몸에 통증이 생기거나 한다고 병리 이론을 세웠고, 이에 근거해 치료법을 구축했습니다. 아주 간략하게

정리했으니 정기신혈의 구체적 생리와 병리에 대해서는 교과서를 참고해서 보충하실 필요가 있습니다만, 큰 개념은 이렇게 잡으시면 되리라 생각합니다.

학생 : 영기(營氣), 위기(衛氣), 종기(宗氣), 원기(元氣) 등 기의 종류가 나뉘는 이유와 그 의의에 대해서는 어떻게 생각하십니까?

▶ 백 : 기만 종류가 나뉘는 것이 아니라 정도 신도 혈도 여러 종류로 나뉩니다. 예를 들어, 간정(肝精)과 비정(脾精) 등으로 나뉘고 간신(肝神)과 비신(脾神) 등으로 나뉘고 간혈(肝血)과 비혈(脾血) 등 다양하게 나눌 수 있습니다. 이렇게 나뉘는 이유는 정기신혈의 네 가지를 인체 전체에 영향을 미치는 요소로 규정하고 보니, 예를 들어 기(氣)가 인체 전체에 퍼져 있는 것은 사실이지만 호흡이 약하고 목소리에 힘이 없는 현상과 식은땀이 자주 나는 현상을 '기(氣) 부족'라는 단어 하나로 똑같이 설명하자니 뭔가 세밀하지 못하다는 느낌이 들어서 전자는 호흡과 관련된 종기의 부족으로, 후자는 체표에서 외부의 사기가 들어오지 못하게 막는 역할을 하는 위기의 부족이라고 세분화한 것으로 추정됩니다. 영기는 위기와 상대되는 개념으로, 체표에서 외부의 사기를 막는 위기가 있으니까 내부에서 인체에 영양을 공급하는 영기 개념도 자연스레 상정한 것으로 보입니다. 하지만 영기는 실제 영혈(營血)이라고도 불리니까 사실상 혈의 개념으로 보는 것이 타당하다고 생각합니다. 원기는 음식물에서 후천적으로 얻어지는 영기와 위기의 개념이 있으니 이에 대응하여 선천적으로 타고난 기운의 개념을 상정한 것으로 보입니다. 그런데 저는 기를 이렇게 분류하는 것은 안 그래도 막연하게 느껴지는 기를 더 막연하게 느껴지게 할 뿐 별 의미는 없다고 생각합니다. 총괄적인 기의 개념은 설명하되 지금의 영기는 혈의 개념에, 종기와 위기는 폐기(肺氣)의 개념에, 원기는 신음(腎陰)과 신양(腎陽)의 개념에 포함시켜 병리 및 치료 이론과의 연계성을 높이는 편이 더 효율적이라고 생각합니다. 다만 위기에는 수면과 관련된 기능이 부여되어 있는데, 실제 기면증이나 불면증은 여러 장부와 관련되어 있으므로 이와 관련된 부분까지 폐기(肺氣) 개념에 일괄적으로 포함해서는 안 됩니다.

학생 : 기의 실재 여부에 대해서는 어떻게 생각하십니까?

▶ 백 : 기의 실재 여부를 묻는 이유는 기에 대해 '우주를 가득 채우고 있는 뭔가 신비한 물질'이라는 선입견을 갖고 있기 때문입니다. 물론 그런 부분에 대한 논의도 분명 존재합니다만 한의학에서 생리기능을 말할 때의 기는 인체 현상에 국한해서 논의해야 합니다. 즉 정기신혈을 말할 때의 기는 혈과 대응되는 개념으로 좁혀서 봐야 합니다. 정기신혈의 관계는 편의상 "정은 물질적 개념이고, 신은 비물질적 개념이고, 기와 혈은 정과 신의 중간 상태로 인체를 돌아다니며 실질적 활동을 하는데 기는 신에 가깝고(혈보다 상대적으로 비물질적이고) 혈은 정에 가깝다(기보다 상대적으로 물질적이다)."라고 이해하시면 됩니다. 이런 관점에서 본다면, 기가 실재하든 혹은 실체가 있든 없든 한의학에서의 기의 개념은 달라지지 않습니다. 어차피 인체에서 일어나는 현상의 일부를 기의 작용에 의한 것으로 추론하고 이에 따라 생리 이론, 병리 이론, 치료 이론을 구축했기 때문입니다. 따라서 기의 실재 여부에 대한 질문은 그 자체로 무척 흥미로운 주제이기는 하지만 한의학에서의 기의 개념과는 별 상관없는 주제이자 불필요한 주제라고 생각합니다.

학생 : 이 주제와 관련해 한 가지만 더 여쭤보겠습니다. 교수님 입장에서는 정·기·신·혈에 대해 명쾌하고 간단하게 정리해 말씀해 주신 것 같습니다만 저희 입장에서는 여전히 명확하지 않습니다. 무엇보다도 인체를 이해하고 질병을 치료하는데 이런 개념을 어떻게 활용할 수 있을지 의문입니다. 어떻게 하면 이런 개념과 인체 현상을 구체적으로 짝지어 이해할 수 있겠습니까?

▶ 백 : 『동의보감』에 보면 내경편(內景篇)의 두 번째부터 다섯 번째 장(章)이 「정(精)」·「기(氣)」·「신(神)」·「혈(血)」입니다. 『동의보감』의 다른 장과 마찬가지로 기초이론에서부터 임상이론이 순서대로 기술되어 있는데, 이를 보면 조선 중기 명의들이 모인 허준팀의 시각을 알 수 있습니다. 시대적 한계 때문에 『동의보감』에 터무니없는 내용도 있고, 또 허준팀의 시각이 무조건 옳다고도 할 수는 없지만 한 시대의 명의 집단의 시각을 통

해 정·기·신·혈에 대한 큰 개념을 잡을 수는 있습니다. 먼저 소제목을 읽어 전체 구성을 파악하고, 다음에 각각의 내용을 읽어 구체적 내용을 파악하면 "아, 서양의학이 들어오기 전의 순수 한의학을 했던 명의들은 정·기·신·혈을 이렇게 이해하고 이렇게 인체와 질병 이해에 적용했구나. 그렇다면 나도 이를 기준으로 삼으면 되겠구나."라는 감을 잡으실 수 있을 겁니다. 정·기·신·혈 외의 다른 생리 및 병리 개념들도 마찬가지입니다. 분량이 방대해서 한 번에 살펴보기가 어렵다면, 우선 『동의보감』 목차를 통해 허준팀의 인체 및 질병 분류의 큰 시각을 익히고, 그 다음으로 특히 관심 가는 부분을 골라서 읽어보세요. 그러면 큰 그림이 그려질 것이고, 일단 큰 그림이 그려지고 나면 구체적 각론을 채우기가 한결 수월하실 것입니다.

13. 천계(天癸)란 무엇을 지칭합니까?

◎ 학생 : 『황제내경』에 보면 "여자는 14세 무렵에 천계가 이르러 임맥이 통하고 태충맥이 융성해져 월경을 시작하고, 이에 자식을 가질 수 있게 된다. 남자는 16세 무렵에 천계가 이르러 정기가 넘쳐나 성생활이 가능해지고, 이에 자식을 가질 수 있게 된다."라는 구절이 있습니다. 그런데 '천계'가 무엇인지 역대 학자들의 학설을 읽어봐도 잘 이해가 되지 않습니다. 천계란 대체 무엇을 지칭합니까?

▶ 백 : 특별히 천계에 대해 궁금증을 갖는 이유가 있습니까?

◎ 학생 : 천계는 제가 잘 이해하지 못하는 한의학 고유 개념 중 하나입니다. 만약 천계를 이해하면 똑같은 방식으로 다른 개념들도 이해할 수 있을 것 같아서, 그리고 다른 여러 개념 중 특별히 천계에 대해 여쭤보는 이유는 1학기 교수님 강의 시간에 원문 해석을 한 번 하셨던 내용이라 교수님께서 잘 설명해 주실 것 같아서입니다.

▶ 백 : 학생이 인용한 내용의 바로 뒷부분을 보면 "여자는 49세 무렵에 천계가 다해서 월경이 끊어지므로 몸이 약해지고 임신을 할 수 없다."라는 구절과 "천계가 다하면 머리카락과 수염이 하얗게 세고 몸이 무거워지고 똑바로 걸을 수 없으며 자식을 가질 수 없다."라는 구절이 이어집니다. 자식을 가지느냐 못 가지느냐, 라는 중대한 문제와 관련된 개념이다 보니 역대 학자들은 천계에 대해 '신기가 충만하여 생겨난 산물'이라거나 '신간동기'라거나 '신수(腎水)'라거나 '남자의 경우는 정(精)이고 여자의 경우는 혈(血)'이라는 등의 다양한 의견을 제시하고 또 논쟁을 했습니다. 하지만 저는 모두 별 의미 없는, 불필요한 논쟁이라고 생각합니다. 천계란 이전 나이 때에 없던 생식 능력이 생기고, 또 있던 생식 능력이 사라지는 현상을 관찰한 후 그 이유를

설명하기 위해, 생식 능력이라는 중요한 문제에 대해 한 마디 설명을 하고 싶어 임의로 상정한 사변적 개념에 불과합니다. 단순하게 보면, 생식 능력이 있으면 천계가 있는 것이고 생식 능력이 없으면 천계가 없는 것입니다. 그뿐입니다. 남성 호르몬이나 여성 호르몬처럼 실체가 있는 것이 아닙니다. 학생 때부터 저는 이런 개념을 이해하기 위해 많은 힘을 써 왔었는데, 막상 알고 보니 그냥 사변적 개념이었습니다. '아, 현상을 한 마디로 표현한 개념이구나.'라는 정도로 넘어가시면 될 내용이지 뭔가 심오한 의미를 찾느라 괜히 힘쓰실 필요는 없습니다.

14. 여러 학파의 서로 다른 학설을 어떻게 받아들여야 합니까?

학생 : 의사학 시간에 역대 의가들의 다른 학설에 대해 배웠습니다. 예를 들어, 금원사대가(金元四大家)[13] 중 유완소(劉完素)는 "화(火)가 중요한 병인이므로 찬 약을 써야 한다."라고 했고 장종정(張從正)은 "한토하(汗吐下 : 땀내고 토하게 하고 설사 시킴)의 치료법을 써야 한다."라고 했고, 이동원(李東垣)은 "소화기능을 보충하는 치료법을 써야 한다."라고 했고, 주단계(朱丹溪)는 "음(陰)을 보충하는 치료법을 써야 한다."라고 했습니다. 이렇게 단순히 서로 다른 관점의 주장만 한 것이 아니라 명나라 때의 장개빈(張介賓)은 유완소와 이동원을 정면으로 비판하며 "양을 보충하는 따뜻한 약을 써야 한다."라는 정반대 주장을 하기도 했습니다. 이렇게 서로 다른 이론들을 어떻게 받아들여야할지 혼란스럽습니다.

▶ 백 : 서양의학은 한 가지 이론으로 통일되어 있는데 한의학은 그렇지 않아 혼란스럽다는 질문인 것 같으니 그 대답도 서양의학과 비교해 말씀드리겠습니다. 서양의학의 치료법은 독합니다. 체력의 강약에 상관없이 모든 사람에게 비슷하게 작용합니다. 따라서 증상만 같으면 같은 치료법을 씁니다. 이와 달리 한의학의 치료법은 부드럽습니다. 겉으로 드러난 증상은 같다하더라도 개인 체력의 강약이나 생활환경을 고려해서 치료법에 변화를 줍니다. 혹자는 이를 두고 "양약은 독한 것이 아니라 효과가 강한 것이고 한약은 부드러운 것이 아니라 효과가 약한 것이다."라고 말할 수도 있습니다만 저는 응급사항을 제외한 대부분의 질병은 부드러운 치료법으로 접근해야한다고 생각하고 따라서 한의학의 치료법이야말로 올바르다고 생각하는 쪽입니다. 어쨌든, 한의학 치료법은 개인 체력의 강약·기후·식습관·생활환경 등의 다양한 요소를 고려하기 때문에 지역적 특성이 많이 나타날 수밖에 없었습니다. 즉

13) 중국 금나라 및 원나라 때의 유명한 4명의 의사를 통칭하는 말.

지역별로 환자와 질병 양상이 다를 수밖에 없었고 따라서 치료법도 달리 발달할 수 밖에 없었습니다. 우리나라보다 50배 이상 큰 중국 대륙, 그것도 오늘날처럼 교통과 통신이 발달하지 않았던 시기였음을 고려할 때 당연히 다양한 학파가 생길 수밖에 없지 않았겠습니까?

◉ 학생 : 예전 상황에 대한 교수님 말씀은 충분히 이해가 됩니다. 그런데 역대 명의들 뿐만 아니라 요즘의 한의사들도 그렇지 않습니까? 어떤 분들은 『동의보감』을, 어떤 분들은 『의학입문(醫學入門)』을, 어떤 분들은 『만병회춘(萬病回春)』을 임상지침서로 삼고 있다고 들었습니다. 또 어떤 분들은 외형을 중시하는 형상의학(形象醫學)에, 어떤 분들은 인체 양기의 보충을 중시하는 부양론(扶陽論)에, 또 어떤 분들은 사상체질의학(四象體質醫學)에 근거해 임상을 한다고 들었습니다. 교통과 통신이 발달한 요즘에도 여전히 서로 다른 학설이 분분한 현실을 어떻게 이해해야 합니까?

▶ 백 : '통일된 최고의 이론'에 대한 지향은 당연합니다. 그렇게 발전을 도모해 가야 더 나은 의학을 할 수 있으리라는 생각은 현 시대의 보편적 관점입니다. 하지만 이런 생각도 한 번 해 보십시오. "이렇게 다양한 인간들이 앓는 이렇게 다양한 질환들을 과연 한 가지 통일된 이론으로 다 치료할 수 있을까? 의학이란 정답이 하나만 있는 일차방정식이 아니라 여러 개 있는 고차방정식이 아닐까?" 실제로 현대의학의 본산인 서양에서도 서양의학 외의 대체의학의 비중이 점점 높아지고 있습니다. 이상적으로야 한 가지 의학으로 모든 질병을 치료하면 좋겠지만 현실은 그렇지 않습니다. 미국의 한 통계에 의하면, 1997년을 기준으로 미국인이 대체의학에 쓰는 비용은 339억 달러에 이르렀고, 점점 더 늘어나는 추세라고 합니다.[14] 이처럼 현재로서는 질병 치료의 효율을 높이기 위해 다양한 방법을 선택할 수밖에 없습니다.

---

14) 미국 질병통제관리국 (www.cdc.gov)

학생 : 다양한 의학 이론을 선택하는 것은 이해합니다. 하지만 제가 혼란스러운 것은 한의학 자체 내에서 이론이 갈려 있는 것입니다. 적어도 한 의학 내에서는 이론이 통일되어야 하지 않습니까?

▶ 백 : 서양의학에서도 수술을 하자 말자, 로 의사들끼리 논쟁하고 대체의학에서도 이런 약물요법을 쓰자 저런 약물요법을 쓰자, 로 논쟁합니다. 한 가지 의학 내부에서도 서로 다른 의견은 얼마든지 존재할 수 있습니다. 인체를 하나의 종합적 유기체로 바라보는 한의학은 더욱 그렇습니다. A라는 환자를 이런 관점에서 볼 수도 있고 저런 관점에서 볼 수도 있습니다. 당연히 이론 간의 충돌을 줄이고 효용성을 높일 수 있는 통합 이론을 만들겠다는 지향점을 가지고 추구해 가야하겠지만 '한 질병에 단 한 가지 치료법'이라는 생각에 매이시면 안 됩니다. 다만 "이 한의원 갔더니 소음인이라고 하고 저 한의원 갔더니 태음인이라고 했습니다."라는 경우처럼 이론의 다양성이라 말하기 어려운 경우, 즉 명백히 이론상 혹은 임상 적용상의 혼란이 있는 경우는 잘못을 인정하고 하루빨리 표준화된 이론과 임상 방법을 제시해야 할 것입니다. 또 자신이 따르는 이론만이 유일하게 옳은 이론이라는 식의 태도는 버리고 다른 이론을 통해 자기 이론을 보완해간다는 자세를 가져야 할 것입니다.

15. 운기학(運氣學, 오운육기학)의 의의는 무엇입니까?

학생 : 『황제내경 소문』의 3분의 1을 차지하는 내용이라며 운기학(運氣學)을 중시하는 학교도 있다는데, 우리 학교에서는 슬쩍 지나가면서 배워서 그런지 운기학이 한의학에서 어떤 의미가 있는지 잘 모르겠습니다. 운기학의 의의가 무엇입니까?

▶ 백 : 운기학은 갑(甲)・을(乙)・병(丙)・정(丁)・무(戊)・기(己)・경(庚)・신(申)・임(壬)・계(癸)의 10범주로 구성된 천간(天干)과 자(子)・축(丑)・인(寅)・묘(卯)・진(辰)・사(巳)・오(午)・미(未)・신(申)・유(酉)・술(戌)・해(亥)의 12범주로 구성된 지지(地支)를 짝지어 자연 현상을 60년 주기로 설명한 이론 체계입니다. 우리가 해가 바뀔 때마다 듣는 "올해는 갑자년이다. 혹은 올해는 경술년이다."라고 말할 때의 '갑자'와 '경술'이 바로 천간과 지지를 짝지은 예입니다. 운기학 안에는 천간과 지지 각각에 대한 설명, 천간과 지지의 결합에 대한 설명 등 다양하고 복잡한 내용이 있지만, 그래서 운기학을 우주변화의 원리라거나 인체의 비밀을 풀어줄 비책으로 생각하는 분들도 있지만 전 그렇게 생각하지 않습니다. 운기학의 핵심은 기후 변화입니다. 외부 기후의 영향이 인체 건강에 큰 영향을 미치던 시절이었기에 당시의 사유틀을 가지고 기후 예측을 시도한 것뿐입니다. 그런데 예를 들어 사계절은 지구 공전이라는 천체 현상이 있고 이에 따라 기후가 바뀐다는 명확한 근거가 있습니다만 60년 주기는 이를 뒷받침할 어떠한 천체 현상도 없고 따라서 60년 주기의 기후 변화도 아무런 근거가 없습니다. 게다가 지금은 슈퍼컴퓨터가 운기학보다 더 정확하게 기후 예측을 하고 있습니다. 한 마디로 운기학은 현 시점에서는 한의학에 아무런 의미가 없다고 생각합니다.

학생 : 하지만 삼음삼양(三陰三陽)이나 육기(六氣)의 개념은 경락학설이나 병리학설에서 쓰지 않습니까? 이런 개념도 의미가 없습니까?

▶ 백 : 태양(太陽)·양명(陽明)·소양(少陽)은 양의 세밀한 분류를 위해 양을 세 등분해 나눈 것이고 궐음(厥陰)·소음(少陰)·태음(太陰)은 음을 세 등분해 나눈 것입니다. 그 결과 6개의 범주가 만들어졌고 이것이 경락학설에 적용되었습니다. 풍(風)·한(寒)·서(暑)·습(濕)·조(燥)·화(火)로 구성된 육기(六氣)는 자연의 기후적 특성을 여섯 가지로 분류한 것인데 병리학에서 외부에서 인체를 침범하는 병적 기운을 대분류하는 기준으로 활용되었습니다. 이 두 개념은 관련 학설을 배울 때 이해하시면 됩니다. 그리고 이 외에도 주기(主氣), 객기(客氣), 표(標)·본(本)·중(中), 개(開)·합(闔)·추(樞) 등의 개념이 있는데 현실적 의미가 별로 없으니 괜히 알려고 힘쓸 필요가 없습니다.

● 학생 : 제 친구가 한의사입니다. 그 친구 말로는 운기학을 잘 알아야 좋은 한의사가 될 수 있다고 했습니다. 그 친구의 생각이 잘못된 것입니까?

▶ 백 : 제가 학교 다닐 때만 해도 운기학은 정말 중요하게 다루어졌습니다. 그걸 알아야 『황제내경』의 대의를 알 수 있고, 그래야 한의학을 잘 할 수 있다고 여겨졌습니다. 그래서 이해 못하는 자신의 자질 부족을 탓해가며 많은 동기와 선후배들이 운기학 공부에 시간을 투자했습니다. 하지만 그 실체를 파악했다거나 혹은 이를 임상에 활용하는 경우를 직접본 적은 없습니다. 어쩌다 들려오는 이야기로는 "우리 선생님께서는 운기를 통달하셨다. 그래서 임상도 잘 하신다."라고 들었지만 책으로도 강의로도 공개하지 않고 혼자만 비밀스레 간직하는 분들뿐이라 믿기지도 않고 또 사실이라 하더라도 그렇게 소수의 사람만 이해할 수 있는 이론이 과연 의학 이론으로써 가치가 있는지 의문스럽습니다. 『황제내경』에 '비기인부전(非其人不傳 : 그 사람이 아니면 전하지 않는다)'이라는 말이 있습니다. 성품과 자질이 부족한 사람에게는 가르치지 않는다는 동양의 전통을 함축한 말입니다. 하지만 시대가 바뀌었습니다. 이미 공개된 내용을 학습해 한의사 면허에 어울리는 기본적 자질을 갖추기에도 시간이 부족한 시대입니다. 백 번 양보해서 운기학만 깨치면 - 그럴 리는 없다고 생각하지만 - 한의학의 대가가 된다고 하더라도 성공 가

능성 희박한 운기학 깨치기에 많은 시간을 투자하는 것은 일종의 무모한 투기에 가깝다고 생각합니다. 물론 학생 친구처럼 저와 생각이 다른 분들도 있을 수 있음은 인정합니다.

16. 육음(六淫) 사기(邪氣)의 개념은 무엇입니까?

◎ **학생** : 조금 전 운기학 이야기할 때 육기(六氣)의 개념이 병리학에서 활용된다고 말씀하셨습니다. 말 나온 김에 육기의 병리학적 활용에 대해 말씀해 주십시오.

▶ **백** : 이상 기후에 의해 흉년이 들고 질병이 발생했기 때문에 기후의 변화는 생존에 매우 중요했고, 따라서 이에 대한 인식이 발달함은 필연적이었음을 먼저 염두에 두고 제 이야길 들으시길 바랍니다. 육기는 인간이 기후에서 느끼는 바를 풍(風)·한(寒)·서(暑)·습(濕)·조(燥)·화(火)의 여섯 가지로 나눈 것인데, 이들이 인간의 생활과 건강에 부정적 영향을 미칠 때는 육음(六淫 : 여섯 가지 나쁜 기운)이라고 불렀습니다. 기후는 모두 아시다시피 인체 바깥에서 인체에 영향을 미치는 요소이기 때문에 - 넘어지는 등의 사고로 인한 경우는 제외하고 - 외부의 원인으로 인해 발생하는 병적 현상을 대별하는 기준으로 육음이 활용되었고, 육음에 의해 발생하는 질병을 외감(外感 : 바깥의 나쁜 기운에 침범 받음)이라 통칭하였습니다.

◎ **학생** : 외부에서 인체를 침범하는 모든 원인을 여섯 가지로 나눈다는 이론은 너무 단순해 보입니다. 이것으로 충분히 설명이 됩니까?

▶ **백** : 여섯 가지 안에 또 다양한 중분류, 소분류와 세분류가 이루어지고 또 여섯 가지 요소가 둘, 혹은 셋, 혹은 넷이 합쳐지기도 하므로 부족하지는 않습니다.

◎ **학생** : 저는 2년 전에 이미 육음을 배웠습니다. 하지만 그 때는 무슨 말인지 거의 이해하지 못했었습니다. 지금은 그 때보다 나아진 듯 합니다만 여전히 명확하지는 않습니다. 육음이 병을 발생시키는 기전을 이해하기 쉽게 말씀해주시면 감사하겠습니다.

▶ 백 : 구체적 내용은 이미 알고 있을 테니까, 혹은 병리학 교과서에 있을 테니까 저는 큰 그림만 말씀드리겠습니다. 풍(風)은 바람이고, 한(寒)은 찬 기운이고, 서(暑)는 열과 습기가 섞인 기운이고, 습(濕)은 축축한 기운이고, 조(燥)는 마른 기운이고, 화(火)는 뜨거운 기운입니다. 이해하기 쉽게 한(寒)을 예로 들면, 겨울에 추운 곳에서 놀다가 감기에 걸리면 오한・발열・두통・콧물・기침 등의 증상이 발생합니다. 이 경우에는 바깥의 찬 기운이 원인이 되었음을 누구나 인지할 수 있기 때문에 '한(寒)'이 감기의 원인임을 이해하는데 별 어려움이 없습니다. 그런데 또 다른 경우가 있습니다. 날씨가 하나도 춥지 않았는데 앞에서와 '똑같은' 오한・발열・두통・콧물・기침 증상을 가진 환자가 있다면 이 때의 원인은 무엇이겠습니까? 역시 '한(寒)'입니다. 한의학에서 한사(寒邪 : 병적으로 작용하는 찬 기운)는 바깥 기후가 아니라 바깥 기후와 인체가 만나 발생한 '인체 현상'을 통해 최종 판단하는 것이기 때문입니다. 또 관절염 중에서 고정된 한 지점이 아프면서 의사의 손에 차갑게 느껴지거나 혹은 환자가 차가운 느낌을 호소하는 경우도 예로 들 수가 있습니다. 이 경우는 증상이 '차가운 기운'의 특성을 가지고 있기 때문에 그 원인이 '한사(寒邪)'입니다. 요약하자면, 육음 중 한사(寒邪)는 추운 날씨에 의해 질병이 발생한 경우 혹은 그와 비슷한 증상을 가진 경우, 그리고 증상이 차가운 기운의 특성을 따르고 있을 때입니다. 이렇게 여러 경우가 섞여 있기 때문에 마치 바이러스나 세균처럼 실체 개념으로, 또 일련의 유사한 증상을 유발하는 개념으로 한사(寒邪)에 접근하면 혼란에 빠질 수밖에 없습니다. 육음 중 나머지 다섯 가지 병사(病邪)도 마찬가지입니다. 나아가 육음 이외의 다른 모든 병사(病邪)도 마찬가지 원리로 이해하셔야 합니다.

● 학생 : 바로 이해되지는 않습니다만 교수님 말씀대로 이해하려 노력해보겠습니다. 이번에는 지금까지의 내용과 약간 관계없어 보일 수도 있는 질문을 드리겠습니다. 다른 요소들은 서로 뚜렷이 구분되는 특성을 가지고 있는 것 같습니다만 서(暑)와 화(火)는 겹치는 부분이 많아 보입니다. 합쳐서 오음(五淫)이라 해도 됐을 것 같은데 굳이 서와 화를 분리해 육음 이론을 세운 이유가 있습니까?

▶ **백** : 당시에 우주를 바라보던 철학의 기본 범주 체계가 천육지오(天六地五 : 하늘은 6범주로, 땅은 5범주로 해석함)였습니다. 땅의 기운은 5범주인 오행으로, 하늘의 기운은 6범주인 육기로 해석한 오운육기를 생각해보면 쉽게 이해되실 것입니다. 육음은 육기에서 나왔고, 육기는 하늘의 기운을 설명하는 개념이라 6범주 체계를 따랐습니다. 6범주 체계로 기후를 분류하려다보니 뚜렷이 구분되는 풍(風)·화(火)·한(寒)·습(濕)·조(燥)에다가 화(火)에 습을 더한 서(暑)의 개념을 추가한 것으로 추정됩니다. 서(暑)를 추가함으로써 굳이 '뜨거운 기운'을 두 개로 만든 이유는 장마의 영향으로 여름철을 '건조한 여름'과 '습한 여름'으로 구분하기 쉬워서였거나 아니면 다른 조합에 비해 화와 습의 조합, 즉 서(暑)로 인한 병리 현상이 현저히 많았기 때문이지 않았을까, 하고 추정해볼 수 있습니다.

17. 내상(內傷)의 개념은 무엇입니까?

◎ 학생 : 육음을 말씀하셨으니 상대되는 내상의 개념에 대해서도 말씀해 주십시오.

▶ 백 : 송나라의 유명한 의사였던 진무택(陳無擇)은 병의 원인을 내인(內因 : 감정의 부조화) · 외인(外因 : 육음) · 불내외인(不內外因 : 음식, 과로, 사고 등)의 세 가지로 대분류했습니다. 후세로 오면서 음식과 과로로 인한 질병도 내인으로 인한 것으로 봐야한다, 라는 등의 구체적 내용에 대한 논란은 있었습니다만 한의학에서 질병의 원인을 "안 · 밖 · 안도 밖도 아닌 것"으로 크게 분류함을 분명하게 밝혔다는 점에서 진무택의 삼인론(三因論)은 중요한 의의를 갖습니다. 일단 이에 대한 이해를 기반으로 출발해보면, 육음은 외인에 해당하고, 외인인 육음에 의한 질병 상태를 총칭해 외감병(外感病)이라고 하는데, 외감병을 줄여 외감이라 말합니다. 감정의 부조화는 내인에 해당하고, 내인인 감정의 부조화에 의해 발생한 질병 상태를 총칭해 내상병(內傷病)이라고 하는데, 내상병을 줄여 내상이라고 합니다.

◎ 학생 : 진무택의 삼인론을 그대로 따르시는 것입니까?

▶ 백 : 이해를 돕기 위해 삼인론과 연결해 설명해드린 것입니다. 학자들마다 다르지만 대체로, 그리고 저는 내상의 원인으로 음식의 부조화 · 과로 등을 포함시켜야 한다고 생각합니다. 즉 외감은 이상 기후로 인한 모든 질병, 불외감불내상은 사고로 인한 모든 질병, 내상은 그 외의 원인으로 인한 모든 질병으로 대분류하는 것이 타당하다고 생각합니다.

◎ 학생 : 잘 알겠습니다. 그럼 다음 주제로 넘어가도 되겠습니까?

▶ **백** : 한 가지만 덧붙이겠습니다. 이렇게 분류에 대해 말씀드리면 서양의학에 익숙한 여러분들 사고 체계에서는 외감·불외감불내상·내상이 칼로 무 자르듯 완전 분리되는 것으로 자동 정리될 것입니다. 하지만 한의학에서는 그렇지 않습니다. 해부학적 실체에 근거를 둬야 그런 완전 분리가 가능할 텐데 한의학은 그런 바탕 위에 세워진 의학 체계가 아니기 때문에 외감·불외감불내상·내상이 서로 겹쳐지기도 합니다. 예를 들어, 초가을 환절기에 심해지는 알러지성 비염의 경우에는 정기가 허약해진 내상과 찬 기운이라는 외감이 겹쳐서 발생하는 경우가 많습니다. 이런 부분이 서양의학적 관점에서는 혼란스러워 보이겠지만 인체를 하나의 통일체로 파악하듯 인체와 인체 외부를 또 하나의 통일체로 파악하고 있는 한의학적 관점에서는 너무나 당연합니다. 이런 차이점을 늘 염두에 두시길 바랍니다.

18. 보약(補藥)도 약이라고 할 수 있습니까?

◉ 학생 : 의학전문대학원 다니는 친구가 비아그라 출시 이후 한방 보약 시장이 무너져서 한의원 수익이 악화되었다는, 앞으로 점점 더 어려워질 것이라는 말을 했습니다. 질병을 치료할 생각은 않고 편하게 보약 팔 생각만 한 당연한 귀결이라는 말도 했습니다. 의학전문대학원에 입학한지 1년도 되지 않은 시간에 한의학에 대해 부정적 발언을 거침없이 하는 친구에게 한편으로는 놀랐고 한편으로는 기분이 나빴지만 뭐라고 마땅히 대답하지를 못했습니다. 교수님이라면 친구의 말에 뭐라고 답하셨겠습니까?

▶ 백 : 자신의 분야가 아니라서 잘 알지도 못하면서, 그것도 친구의 전공과 관련해 함부로 말하는 것은 그 분야에 대해서도 친구에 대해서도 올바른 예의가 아닙니다. 그 친구의 말에 반박하고 논리로 이길 생각을 하기 전에 먼저 친구 사이의 예의와 표현 방식에 대해 논의해 보세요. 그리고 어떤 관점을 통해 서로의 전공을 이해하고, 나아가 어떤 구체적 방법을 통해 각자의 장점을 최대화하여 함께 인류 보건 향상에 대해 기여할 수 있을지에 대해 논의해 보세요.

◉ 학생 : 예, 그렇게 하겠습니다. 그런데 그 과정에서 제 의견도 제시하고 싶으니 친구의 말에 적당한 대답이 있다면 알려 주십시오.

▶ 백 : 일단 친구의 말 중에 비아그라와 한의원 매출 하락을 연결 지은 부분은 어느 정도 일리가 있습니다. 비아그라 뿐 아니라 정관장의 홍삼 제품과 홈쇼핑에서 판매되는 여러 약초 가공 건강 제품이 한의원 매출 하락에 영향을 미친 것은 사실입니다. 보약과 정력제를 같은 것으로 잘못 이해하고, 또 약초 가공 제품과 한약은 엄연히 다름에도 불구하고 검은 색 달임 약은 모두 한약으로 잘못 이해하는 경우가 꽤 있기 때문입니다. 하지만 보약 시장이 무너졌

다는 표현은 지나친 과장입니다. 소위 '보약'의 용도 중에서 발기 능력 향상을 위한 정력제로 사용되는 비중은 원래 그다지 많지 않았기 때문입니다.

◉ 학생 : 그럼 한의학 운영이 어려워졌다는 것도 과장입니까?

▶ 백 : 예전에 비해 어려워 진 것은 사실입니다. 다만 중금속 오염 등 한약 원재료에 대한 불신, 늘어난 한의사 숫자, 불편한 한약 제형 등 복합적 원인들 때문이지 비아그라 때문은 아니라는 말입니다.

◉ 학생 : 질병을 치료할 생각은 않고 편하게 보약 팔 생각만 한 당연한 귀결이라는 말에 대해서는 어떻게 생각하십니까?

▶ 백 : 그 표현에 담겨 있는 무지와 비례(非禮)에 대해서는 학생이 친구와 대화하기로 했으니까 저는 보약의 개념에 대해서만 말씀드리겠습니다. 보약은 '부족을 보충하는 약'이라는 의미입니다. 따라서 무엇이 부족하느냐, 에 따라 보약의 종류는 매우 다양합니다. 앞에서 한 번 다루었던 정기신혈(精氣神血)을 예로 들면, 정 부족을 보충하는 처방은 보정제(補精劑)가, 기 부족을 보충하는 처방은 보기제(補氣劑)가, 신 부족을 보충하는 처방은 보신제(補神劑)가, 혈 부족을 보충하는 처방은 보혈제(補血劑)가 됩니다. 임상에서 많이 쓰는 보기제 중 하나인 보중익기탕을 예로 들어 조금 더 자세히 이야기해보겠습니다. 보중익기탕의 기본 적응증은 기운이 없고, 빨리 지치고, 집중력이 떨어지고, 말하기도 싫고, 식은 땀이 나는 등의 증상입니다. 하지만 이 증상을 예로 들어 이야기하면 혹시 "그런 증상들은 환자 본인의 호소일 뿐 객관적 병명을 가진 질병이 아니다."라고 말할지도 모르니까 양방 의원에서 "알러지성 비염"으로 진단받은 환자의 증상을 보중익기탕으로 치료하는 예를 말씀드리겠습니다. 찬바람이 불기 시작하는 초가을이면 아침과 저녁으로 맑은 콧물, 코막힘, 발작적 재채기 증상으로 고통 받는 환자분들이 적지 않습니다. 그 중에는 "의사가 알러지성 비염이라고 합니다. 한방 치료를 받고 싶어서 왔습니다."라고 양방 치료를 받다가 한방 치료로 전환하는 분들이 있습니다.

이 분들에게 보중익기탕을 사용하는 경우가 꽤 있습니다. 환절기 알러지성 비염을 한방으로 해석하면, 기가 허한 상태라 외부의 기후 변화를 이기지 못해 발생한 '내상에 외감을 겸한 상태'이기 때문에 기를 보충해 근본 원인을 제거하고 상황에 따라 찬 기운을 몰아내는 약(양방 개념으로는 감기약)을 2-3가지 정도 추가하여 바깥에서 들어온 찬 기운도 없애주는 치료법을 사용하는데, 치료효과가 상당히 좋습니다. 제가 왜 이 이야기를 하는지 아시겠습니까? 보중익기탕의 기본 적응증은 '기운이 없고, 빨리 지치고, 집중력이 떨어지고, 말하기도 싫고, 식은 땀이 나는 증상'이지만 '기(氣) 부족으로 인해 발생하는 맑은 콧물, 코 막힘, 발작적 재채기 증상 즉 양방 병명으로는 알러지성 비염'에 응용해 좋은 치료 효과를 거둔다는 말씀을 드리는 이유는 비타민제와 항생제를 구분하듯 보약과 치료약을 구분하는 관점은 옳지 않다는 점을 짚기 위해서입니다. 엄밀하게 말하면 보약도 '부족'이라는 인체의 불균형을 '정상' 상태로 돌려놓는 치료약의 일종으로 봐야 하고, 따라서 "질병을 치료할 생각은 않고 편하게 보약 팔 생각만 한다."라는 표현은 그 말 자체가 옳지 않습니다.

● 학생 : 교수님 말씀을 듣고 보니 보약의 개념에 대해 오해한 측면이 있었던 것 같습니다. 하지만 질병 치료와 관계가 거의 없는, 예를 들어 '수험생 보약'이나 '체육특기생 보약' 같은 명목의 보약 매출에 집중하는 한의사가 있기 때문에 "어려운 질병 치료는 하지 않고 편하게 보약만 팔려 한다."라는 표현이 나오는 것 아니겠습니까?

▶ 백 : '수험생 보약'이나 '체육특기생 보약'이 잘못되었다고는 생각하지 않습니다. 건강증진이라는 한약 운용의 정상적 방법 중 한 가지라고 생각합니다. 그리고 설사 한약을 오용(誤用) 혹은 남용(濫用)하는 한의사가 있다고 해도 일부 종사자의 문제 때문에 특정 학문 전체를 매도해서는 안 됩니다. 그런 식이라면 우리도 일부 의사의 문제점을 들어 의학 전체를 매도할 수 있습니다. 하지만 그렇게 하고 싶지는 않습니다. 그런 얘기 보다는 특히 우리나라에서 보약이 중시된 이유에 대해 이야기하는 것이 더 건설적일 것 같습니다.

학생 : 그 말씀은 중국보다 우리나라에서 유독 보약이 강조되었다는 말씀이십니까?

▶ 백 : 네, 그렇습니다. 물론 중의학에도 보약의 개념이 있고 또 일부 강조된 부분도 있지만 우리나라보다는 약했습니다. 여러 가지 이유가 있겠습니다만, 주요 원인 중 한 가지는 국토의 크기 차이입니다. 중국은 국토가 워낙 넓어서 지방마다 기후, 음식, 생활습관이 다르고 따라서 인체 외부의 요소가 상대적으로 중요했습니다. 하지만 한국은 이와 반대로 상대적으로 개인의 몸 상태를 중시했습니다. 그래서 외부 사기보다 인체 정기(正氣)를 건강하게 유지함을 중시했고, 이에 따라 보약 개념이 발달한 것입니다. 여기서 알 수 있는 부분은 - 약을 편의상 '보약'과 '치료약'으로 구분한다면 - 애초부터 보약 개념이 없었던 서양의학과 달리 한의학에는 치료약과 동등한 가치로 보약 개념이 있었다는 사실입니다. 달리 말해 한의학과 서양의학은 서로가 생각하는 의학의 범위가 달랐습니다. 그래서 한의학에만 보약 개념이 있는 것입니다. 학생 친구는 한의학의 보약 개념을 비판했지만, 저는 보약 개념을 한의학의 장점 중 하나라고 생각합니다. 그리고 서양의학은 보약 개념이 없음을 자신의 단점이라 생각하고 오히려 아쉬워해야 합니다. 만약 서양의학에 보약이 있었다면 현재 건강검진 중심으로 이루어지는 서양의학의 예방의학 분야가 훨씬 더 강해졌을 것입니다.

19. 사상체질의학(四象體質醫學)은 이전의 한의학과는 어떻게 다릅니까?

◉ 학생 : 사상체질의학은 100여 년 전 이제마가 창시한 한국 고유의 체질의학으로써 웬만한 일반인들도 태양인·태음인·소양인·소음인이라는 명칭을 한 번 정도는 들었을 정도로 널리 알려져 있습니다. 그런데 사상의학은 이전의 한의학과 어떻게 다릅니까?

▶ 백 : 편의상 사상의학 이전의 의학을 개인의 체질보다는 증상에 초점을 뒀다는 의미에서 증치의학(證治醫學)이라고 통칭하겠습니다. 증치의학은 목·화·토·금·수의 오행이라는 5범주를 이용해 목 - 간(肝)·화 - 심(心)·토 - 비(脾)·금 - 폐(肺)·수 - 신(腎)을 짝지은 이론 체계를 기본으로 하고 있습니다. 반면 사상의학은 태양·태음·소양·소음의 사상(四象)이라는 4범주 체계를 이용해 태양 - 폐(肺)·태음 - 간(肝)·소양 - 비(脾)·소음 - 신(腎)을 짝지은 이론 체계를 기본으로 하고 있습니다. 여기서 중요한 점은 오행과 사상의 짝이 목 - 태양·금 - 태음·화 - 소양·수 - 소음이기 때문에 사상의학의 경우에는 목 - 폐·화 - 심·금 - 간·수 - 신·토 - 심으로 짝지어져 결과적으로 증치의학과 장부의 오행 속성이 다르다는 것입니다. 즉 사상의학이 증치의학과 구분되는 근본적 차이 중 두 가지는 '4범주 체계'라는 점과 '장부의 오행 배속이 다른 체계'라는 것입니다. 또 다른 근본적 차이는 일반적으로 알려진 대로 증치의학은 모든 인간이 공통적으로 갖고 있는 생리 및 병리 체계를 바탕으로 의학 이론을 구축하였고 사상의학은 사상인(四象人) 별로 구분되는 네 종류의 독특한 생리 및 병리 체계를 바탕으로 의학 이론을 구축하였다는 점입니다. 이외에도 증치의학과 사상의학의 차이에 대해 여러 가지를 말할 수 있습니다만 전 이 세 가지가 근본적 차이라고 생각합니다.

학생 : 중국에서는 사상의학도 중의학의 한 특성화 분야로, 즉 교수님 표현을 빌리자면 증치의학의 한 분야로 주장한다는 내용을 배운 적 있습니다. 중국 측 주장이 맞습니까? 아니면 완전히 다릅니까?

▶ 백 : 중국 측뿐 아니라 국내 일부에서도 사상의학의 특별함은 인정하지만 증치의학과 완전히 다르다고 보기는 어렵지 않느냐, 라는 주장이 있습니다. 이제마도 자신의 저서 『동의수세보원(東醫壽世保元)』에서 체질의학의 실마리를 『황제내경 영추』에서 발견했다고 밝혔듯이 「음양이십오인편(陰陽二十五人篇)」과 「통천편(通天篇)」 등에 체질의학이론이 수록되어 있기 때문입니다. 이를 근거로 중국 측과 국내 일부학자는 증치의학의 한 분야라고 주장하는 것이고, 사상의학 전문의를 중심으로 한 반대쪽 학자들은 그런 점은 인정하지만 그럼에도 불구하고 체질별로 전혀 다른 독특한 생리 및 병리 체계를 구축한 점 등이 확연히 구분되므로 증치의학과는 완전히 다르다고 주장하는 것입니다. 저는 『황제내경 영추』에서 씨앗을 얻고, 외부 요소보다는 개인의 내적 정기(正氣)를 더 중시하는 한국 한의학의 전통이 잘 반영된 『동의보감』에서 줄기를 키운 후, 사상체질의학이라는 독특한 꽃을 피웠으므로 뿌리부터 완전히 다르다고는 할 수 없지만 결과물의 독창성은 인정해야 한다는 입장입니다.

학생 : 혹시 증치의학과 사상의학의 공통점이 있습니까?

▶ 백 : 장상(臟象)론을 따라 인체 전체를 각각 4-5개의 계통으로 분류하고, 기능과 구조가 일치하지 않는 생리 및 병리 이론을 구축했다는 점에서 증치의학과 사상의학은 동일한 이론 구축 방법론을 채택하고 있습니다. 이 외에 중요하다고 할 만한 공통점은 없습니다. 사상의학이 독창적이라 평가받는 이유도 이렇게 의미 있는 공통점이 거의 없기 때문입니다.

20. 한의학에서 『황제내경』과 『상한론(傷寒論)』의 관계는 무엇입니까?

◉ 학생 : 『황제내경』은 모두가 알고 있는 한의학의 경전입니다. 그런데 육경변증(六經辨證 : 질병을 태양병・양명병・소양병・태음병・소음병・궐음병의 여섯 가지로 크게 분류하는 방법)을 이용해 질병 치료의 실제적 방법론을 제시한 『상한론』이야말로 한의학 치료의 진정한 경전이라고 말씀하시는 분도 있습니다. 이 두 서적의 관계를 어떻게 이해해야 좋을지 궁금합니다.

▶ 백 : 『황제내경』에는 양생・생리・병리・진단 등 다양한 내용이 수록되어 있습니다만 가장 많은 것은 - 운기학 이론이 실린 소위 운기칠편(運氣七篇)은 후대에 『황제내경』에 삽입된 것으로 보고 논의에서 제외하면 - 경락 및 침구학 관련 내용입니다. 특히 『황제내경 영추』의 초기 명칭이 『침경(鍼經)』이었음을 볼 때, 그리고 12경락과 오수혈 이론 등 오늘날 활용되는 경락 및 침구학 이론의 기본 뼈대가 수록되었음을 볼 때, 『황제내경』은 '한의학 총론서'의 성격과 '경락 및 침구학 이론서(총론과 각론 모두 수록)'의 성격 두 가지를 갖는다고 할 수 있습니다. 이에 비해 『상한론』은 약물 치료에 관한 내용을 담은 '방제학 이론서(각론만 수록)'의 성격을 갖고 있습니다. 복합 처방인 방제를 구성하는 개별 약재, 즉 본초(本草)에 대한 이론은 『신농본초경(神農本草經)』이란 책에 수록되어 있습니다. 그러므로 한의학 치료법의 큰 두 줄기인 경락 및 침구 이론과 본초 및 방제 이론에서 『황제내경』은 경락 및 침구학의 경전이고 『상한론』은 방제학의 경전이고 『신농본초경』은 본초학의 경전이라고 보면 무리가 없습니다. 여기서 '경전'은 '후대 관련 학설 발전의 모태(母胎)가 된 책'이란 의미입니다.

● 학생 : 교수님 말씀을 들으니 정리가 깔끔하게 됩니다. 그런데 『황제내경』을 부정하고 『상한론』을 경전으로 삼아야 한다고 하신 분은 왜 그런 말씀을 하신 것일까요?

▶ 백 : 그 질문은 제가 아니라 그 말씀을 하신 분께 해야 하지 않겠습니까? 하지만 일단 질문을 받았으니 그 분의 의도를 추정해 답변해 보면, 방제학의 관점에 치우쳐서 생각했거나 아니면 한의학 총론서로서의 『황제내경』의 역할을 강조하는 시각에 반대해서였을 것입니다. "일본에서는 『상한론』을 중시하며 실용적 방향으로 한의학이 발전해왔는데 한국에서는 총론서로서의 『황제내경』을 중시하며 관념적으로 발전해왔다."며 이러한 풍토를 옳지 않다고 비판하는 시각을 가진 분들 중 한 분일 가능성이 크다고 추정할 수 있습니다.

Ⅱ. 한의학 이론

에 관한 질문과 대답

Ⅱ-2. 한의학 임상 이론에 관한 질문과 대답

1. 한의학과 서양의학 임상 이론의 중요한 차이점은 무엇입니까?

▶ 홍 : 기본적으로는 큰 차이가 없다고 생각합니다. 환자의 건강상태에 대한 충분한 정보를 취하여, 이에 근거한 치료를 시행한다는 기본적인 행위에는 큰 차이가 없습니다. 다만 한의학이 전인적(全人的)인 치료에 좀 더 비중을 높게 두고 있다고 볼 수 있습니다.

예를 들어, 편두통 환자를 치료한다고 했을 때, 만약 평소에 손발이 찬 환자와 평소에 손발에 열이 많은 환자가 모두 편두통으로 인해 병원을 찾아왔을 경우, 한의사는 두 환자의 치료법을 달리 하는 경우가 있습니다. 하지만 의사는 편두통으로 최종 진단이 난 경우, 통증을 가라앉히기 위해 동일하게 소염진통제 등을 투여하는 것이 일반적입니다. 물론 한의사도 편두통 자체를 치료 목적으로 함을 간과하지는 않겠지만 의사들 보다는 전반적인 환자의 소인(素因)에 더 관심을 기울인다고 볼 수 있습니다.

한의학을 서양의학과 구분하여 얘기할 때 가장 많이 얘기되는 것이 변증(辨證)입니다. 예를 들어 음양변증(陰陽辨證)을 한다고 가정했을 때, 같은 두통 환자라 하더라도 얼굴이 벌겋고(面赤)・더운 것을 싫어하고(惡熱)・소변이 노랗고(尿黃)・대변이 딱딱한(大便硬) 환자는 양증(陽證)으로 변증을 하고, 얼굴이 하얗고(面白)・추운 것을 싫어하고(惡寒)・소변이 하얗고(尿白)・설사를 하는(大便利) 환자는 음증(陰證)으로 변증을 하여 다른 처방을 사용합니다. 이와 같이 전반적인 몸의 상태가 어떻게 다른지 파악하는데 세심한 노력을 기울여 치료 효과를 극대화 하고자 하였던 것입니다.

이러한 측면에서 한의학은 서양의학보다 강점을 가지고 있습니다. 물론 한의학이 무조건 더 우수하다고 할 수는 없습니다. 만약 위와 같은 상황에서 똑같은 양증(陽證)의 두통 환자 두 명이 있다고 가정해 봅시다. 두 명의 환자 모두에게 의사가 추가로 자기공명영상검사(magnetic resonance imaging, MRI)를 시행했더니, 한 환자에게서는 뇌종양이 관찰되었고, 한 환자에게서는 아무런 이상이 관찰되지 않았다고 한다면, 한의학적으로 양증(陽證)으로 구분해낸 환자를 서양의학은 다시 한 번 뇌종양 환자와 기질적인 뇌질환이 없는 환자로 구분해 낸 것입니다.

하지만 한의학이 무조건 더 우수하다고 말할 수 없는 것과 마찬가지로 서양의학이 더 우수하다고 할 수도 없습니다. 한의학적인 진단을 전혀 받지 않은 뇌종양 환자 2명을 한의학적으로 양증(陽證) 뇌종양 환자와 음증(陰證) 뇌종양 환자로 구분하여 각 환자의 치료 효과를 높일 수 있을 테니 말입니다.

이렇듯 한의학은 전체적인 몸의 방향성을 구분하여 진단해내는 기술이 뛰어나다고 할 수 있으며, 서양의학은 현대 과학의 힘을 빌어서 부분적인 몸의 이상상태를 구분하는데 강점을 가지고 있다고 할 수 있습니다. 다만 이것은 한의학과 서양의학의 주요한 이론적 차이를 쉽게 구분하여 설명을 드리고자 예를 든 것일 뿐입니다. 서양의학이 전반적인 몸 상태 진단에 우수성을 가지고 있는 부분도 있으며, 한의학이 부분적인 증상 치료에 우수성을 가지고 있는 부분도 있습니다. 여러 가지 상황에 따라서 한의학과 서양의학의 임상 적용 이론 근거가 조금은 변할 수도 있는 것입니다.

2. 기초과정에서 한방과목과 양방과목을 모두 배웠는데 임상에 다 필요합니까?

▶ 홍 : 모두 필요합니다. 현재 우리나라의 보건의료체계는 모두 서양의학 학문에 그 기반을 두고 있습니다. 직무 능력, 진료비 및 생활비 지원 여부 등을 결정하기 위한 환자 상태 평가, 보험료 산정 등에 활용되는 기본적인 질병명 등이 모두 서양의학 의학지식에 기반을 두고 있습니다. 대한민국의 훌륭한 보건의료인이 되려면 기본적으로 서양의학을 등한시해서는 안 되는 상황에 처해 있는 것입니다. 또한 한의원을 찾는 환자들도 서양의학적인 진료결과를 가지고 한의원을 찾아오는 경우가 많습니다. 극단적인 예로는 서양의학적인 치료로 신속하게 완치할 수 있는 환자에게 한의학적인 치료를 고집함으로 인해 환자의 건강을 해칠 수 있는 상황에 처할 수도 있습니다.

한의과대학의 졸업생들은 한의사이기 이전에 대한민국의 보건의료인의 일부임을 잊어서는 안 됩니다. 훌륭한 한의사가 되어야함을 물론이고 우리나라의 원활한 보건의료체계에 기여할 수 있는 의료인이 되어야 합니다. 의사, 한의사, 간호사, 약사의 직능 구분보다도 중요한 것이 국민 보건의료에, 국민 건강의 질 향상에 실제로 기여할 수 있느냐 하는 것입니다. 한의사의 서양의학적인 처치 시행이 법적으로 불가능한 상황이라 하더라도 환자 진료의 질 향상을 위해서 기초적인 서양의학 지식은 인지하고 있어야 합니다. 다만 진료의 질 향상 및 국민 보건을 위하여 우리나라 보건의료 행정제도에 반영되어야 할 필요가 있는 한의학적인 사안들에 대해서는 제도권 안으로 진입할 수 있도록 노력하는 일 또한 한의사의 의무라고 할 수 있습니다.

결론적으로 한의사에게 서양의학적인 진료 권한이 없다고 하여 서양의학적인 내용에 대하여 배울 필요가 없다는 생각은 한의사의 영역을 스스로 제한하는 잘못된 선택으로 비추어 질 수도 있습니다. 한의사는 한의학적인 진료를 함과 동시에 한의학적인 지식을 이용하여 국민들의 건강을 좀 더 향상시킬 수 있는 방법을 찾기 위한 연구 활동에도 매진해야 합니다. 특히 학생 시절에는 서양의학 뿐만 아니라 가능한 다양한 학문 영역을 접하여 포괄적인 융합 연구를 할 수 있도록 준비할 필요가 있습니다. 이처럼 꼭 임상적인 필요성이 아니다하더라도 학생 시절에 학습한 서양의학 내용은 다양한 용도로 활용될 수 있을 것입니다.

3. 기초과목과 임상과목의 연계가 잘 이루어진다고 생각하십니까?

▶ 홍 : 현재 많은 의과대학들에서 행해지고 있는 블록강의를 고려한 질문이라면 드릴 말씀이 없습니다. 블록강의에 대해 모르시는 분들을 위해서 간단히 예를 들어 설명 드리겠습니다. 만약 순환기계 질환에 대해 교육을 한다고 하면, 먼저 심장 등 순환기계에 대한 해부학적인 교육을 시행한 후에, 순환기계에 대한 생리·병리·임상적인 내용을 모두 순차적으로 연계하여 교육함으로써 교육의 효율을 높이고자 하는 방법입니다. 현재 한의학 교육에 블록강의가 도입된 예는 없습니다. 그러므로 현재 의과대학들에서 시행되고 있는 이러한 블록강의와 비교하여 살펴본다면, 한의학 교육에서의 기초과목과 임상과목의 연계는 상대적으로 미흡하다고 할 수도 있습니다.

하지만 현재 한의과 대학의 기초과목과 임상과목의 연계에도 크게 문제가 될 만한 사항은 없다고 여겨집니다. 모든 한의과대학 및 한의학전문대학원의 저학년 과정에서는 한문교육·한의학개론·한의학 생리학과 병리학·본초학·방제학·경혈학 등이 순차적으로 교육되고 있으며, 고학년 과정에서는 이와 같은 저학년 교육 내용에 기반을 두고 임상 한의학 이론 및 실습 교육을 시행하고 있습니다. 또한 우리나라 보건의료 체계가 서양의학에 기반을 두고 있음을 감안하여 서양의학의 생리학·병리학·약리학·진단학·임상의학 등에 대해서도 저학년 때부터 순차적으로 병행하여 교육을 실시하고 있습니다.

다만 한의과대학 및 한의학전문대학원의 교육도 전 세계적인 의학 교육의 조류에 편승하여 변모하고자 하는 노력이 필요하다고 생각합니다. 앞서 말씀드렸던 블록강의 적용에 대한 논의 뿐 만이 아니라, Problem Based Learning(PBL, 문제 바탕 학습), OSCE와 CPX(임상수행능력 평가), 국가고시에서의 실기시험의 도입 등 다양한 교육기법들의 한의학 교육에의 활용에 대하여 숙고해 볼 필요가 있습니다. 또한 이와 같은 작업에 병행하여 교육과정의 표준화 등에 대한 논의도 시급한 실정입니다. 현재 모든 한의과대학 및 한의학전문대학원의 교육과정에 어느 정도 차이가 있기 때문입니다. 또 한의사에게 필요한 기본적 자질에 대하여 보다 명확히 규정하여 성과바탕교육이라는 시대적 조류에 편승하려는 노력도 필요한 상황이라고 생각됩니다.

4. 진단과 처방의 표준화가 이루어지지 않은 이유와 개선 방법은 무엇입니까?

▶ 홍 : 한의학 진단과 처방의 표준화는 한의학계가 당면한 커다란 과제라고 할 수 있습니다. 학계 관계자들과 임상 한의사들 모두가 더욱더 관심을 가지고 노력해야 할 부분이라고 할 수 있습니다. 학문의 특성상 획일화 된 진료지침을 만들기 곤란하다는 지적도 있으나, 한방보건의료의 발전을 위해서는 한의학에도 진단과 처방의 표준화가 반드시 필요한 과정이라는 것이 지배적인 의견입니다.

예를 들어, 똑 같은 환자에게 10명의 한의사가 침 치료를 시행할 경우 완전히 다른 방식으로 침을 놓은 경우가 많습니다. 한약으로 치료를 하는 경우에도 정확히 같은 처방을 사용하는 한의사 수는 몇 명에 지나지 않을 것입니다. 이러한 상황은 분명히 환자들로 하여금 한의학에 대한 신뢰도를 점점 더 떨어뜨리는 상황을 초래하고 있습니다. 이렇게 한의학 진단과 처방의 표준화를 이루지 못한 것은 일차적으로 한의학계의 책임이라고 할 수 있겠으나, 여러 가지 주변 상황들도 이러한 상황에 영향을 미쳐왔다는 생각이 듭니다.

하나의 진료지침을 만들어 내기 위해서는 근거가 될 수 있는 수많은 연구자료들이 필요합니다. 한의학계에서도 진료지침을 만들어내기 위한 시도가 있어 왔으나, 근거로 삼을 만한 연구 자료들이 부족한 상황이었으며, 기존 연구 자료들의 통합 정리를 위한 재원 및 인력 부족 등도 표준화가 이루어지지 못한 상황에 한 몫을 해왔다고 할 수 있습니다. 한의학과가 개설되어 있는 우리나라 12개 한의과대학 및 한의학전문대학원의 교수 숫자를 모두 합쳐도 유명한 의과대학 한 군데의 교수 숫자보다 적은 실정입니다. 게다가 전 세계적인 보건의료의 표준화는 서양의학에 기반을 두고 진행되고 있기 때문에 한의학의 표준화에 응용할 자료들이 상대적으로 턱없이 부족한 상황에 있습니다. 이와 더불어 일반적으로 학계에서 표준화를 위해서 객관적으로 필요하다고 인정하는 근거들의 수준 또한 수많은 연구 자료들이 넘쳐나는 서양의학 연구 환경에 기반을 두고 정해져 있는 상황이기 때문에, 우리나라 한의학 보건의료의 표준화 작업은 서양의학 보건의료의 표준화 작업보다 훨씬 힘들 수밖에 없는 실정입니다.

하지만 그렇다고 표준화에 대한 노력을 하지 않고 손 놓고만 있을 수는 없는 입장입니다. 그렇다면 어떤 방법으로 한의학 진단과 처방의 표준화에 한 발짝 더 다가설 수 있을까요? 한의학에 특화된 보다 더 간편한 임상적 효능 근거 창출 방법 개발 등의 시도가 있어야 한다는 지적이 있습니다. 일반적으로 현재의 다른 학문 전문가들이 인정하는 수준의 근거에 기반한 표준화는 아니더라도 어느 정도의 형식이 갖추어진 진단과 치료의 표준안 초안을 개발하여 초석으로 삼는 노력도 가치가 있을 것 같습니다.

5. 한방의약분업에 대해서 어떻게 생각하십니까?

▶ 홍 : 모든 정책에는 찬성론자와 반대론자가 있기 마련입니다. 개인적 의견을 피력하기 보다는 한방의약분업으로 인한 장점과 단점들에 대해 살펴보는 것이 좋을 듯합니다.

현재 시행되고 있는 서양의학의 의약분업에 대해 먼저 생각해 봅시다. 우리나라 서양의학의 의약분업 시행 목적 중 한 가지는 '경제적 이윤 동기로부터 약을 독립시켜 약의 오남용을 방지하는 것'입니다. 병원과 약국 간의 기관분업을 통하여 이러한 목적을 달성하고자 한 것이지요. 또 이를 통하여 전체적인 국민 의료비 중 약제비를 획기적으로 감소하고자 한 목적도 있습니다. 이 밖에도 병원과 제약회사와의 유착 제거 및 이에 따른 약 가격의 거품 제거를 도모하고자 하였으며, 마지막으로 1차·2차·3차 의료기관의 역할을 분담하는 의료전달시스템 확립에 대한 기대도 숨어 있다고 할 수 있습니다. 이상의 서양의학의 의약분업 목적을 한의학 진료 현실에 대입하여 한번 생각해 봅시다. 한방의약분업이 시행된다면 경제적 이윤 동기로부터 한약의 오남용을 방지하고, 필요 없는 한약 약제비용을 줄이는 것에 도움을 줄 수도 있을 것이라고 생각해 볼 수 있습니다.

다음으로 서양의학의 의약분업의 단점에는 어떠한 것들이 있는지 살펴보겠습니다. 먼저 의료비 부담의 상승입니다. 정부는 의약분업에 따른 의사들의 반발 등을 줄이기 위해 수차례에 걸쳐 의료수가를 올려 건강보험 재정의 부실을 가져왔으며 그 부담은 고스란히 국민들에게 돌아갔습니다. 하지만 그만큼 의약분업에 의한 보건의료 수준의 질적 향상이 동반되었는가는 아직 미지수로 남아있습니다. 둘째로 불용약 증가의 문제입니다. 의약분업 실시 후에 모든 약국의 불용재고약이 쌓여가는 추세에 있으며, 제약회사의 로비로 처방전이 수시로 변경되는 것 또한 불용약 증가 문제를 심화시키고 있습니다. 이 밖에도 의약분업의 단점으로는 전문의약품의 밀거래, 휴일 당번약국제의 유명무실화, 고가약 선호경향 증가 및 약제비 비중 증가, 책임 소재의 불명확, 환자의 정보누설, 의료기관과 약국의 이중방문, 야간환자의 약품 구매 곤란, 교통비 등 간접비용 증대, 처방료와 조제료의 이중부담, 의료기관 수입 감소로 인한 검사료 증대 우려 등이 있습니다. 재정 부담의 증가, 환자의 의료기관과 약국의 이중 방문, 책임 소재의 불명확 등은 한방의약분업의 단점으로도 생각해 볼 수 있는 사항들입니다.

이상에서 살펴본 서양의학의 의약분업의 위와 같은 장단점을 거울로 삼아서 한방의약분업이 시행되었을 경우의 장단점을 분석한 후에 그 시행 여부를 판단해야 할 것입니다. 다만 한약의 경우 양약에 비해서 가공・유통 등에 관한 관리 체계가 잘 갖추어져 있지 않은 것이 현실입니다. 이러한 부분은 한방의약분업의 시행을 결정하기 전에 양약의 의약분업과 달리 깊이 숙고할 필요가 있는 부분이라고 할 수 있습니다. 이러한 한의학의 특징까지 모두 고려하되 궁극적으로는 국민 보건의 질 향상을 위해서 어떠한 방법을 택하는 것이 옳을지, 그리고 국내의 한방의료 주변상황 등을 감안하여 어떠한 부수적인 상황 전개를 예상할 수 있을지 심사숙고하여 결정하여야 할 문제라고 생각합니다.

6. 양방 진단기기 사용이 꼭 필요합니까?

▶ 홍 : 대한민국 국민의 보건 향상을 위해서는 의료 행위 자체가 환자의 건강을 심각하게 위협할 가능성이 있는 경우가 아니라면 국민들이 가능한 쉽게 접촉하여 활용할 수 있도록 하는 것이 올바른 정책일 것입니다. 일부 일반 의약품의 경우 편의점에서 구매할 수 있도록 한 최근의 정부 시책도 이와 같은 차원에서 국민의 보건 향상에 도움이 되는 측면이 많다고 판단되어 시행하게 되었을 것입니다.

이러한 맥락에서 생각해 본다면 활용 자체가 환자에게 큰 위험이 되지 않는 일반적인 서양 의학적 진단기기 중에서 심각한 병적 상태의 환자들을 일차적으로 분류해 내는데 큰 도움이 될 수 있는 진단기기에 대해서는 일반 국민들이 좀 더 쉽게 접근할 수 있도록 하는 정책적 노력이 필요할 것입니다. 기본적인 혈액검사, 요검사, 방사선 검사 등을 통해서 의학적으로 심각한 병적 상태에 있는 환자들을 일차적으로 구분해 낼 수 있습니다. 예를 들면 혈액 검사를 통하여 고혈당, 빈혈, 전해질 불균형, 감염 등의 병적 상태에 있는 환자들을 일차적으로 구분해 낼 수 있을 것입니다. 국민들이 의료기관을 방문하였을 때, 검사 행위 자체가 환자에게 큰 위험이 되지 않는 이러한 기본적인 검사는 어디서나 받을 수 있도록 하는 것이 올바른 보건 의료 정책일 것입니다.

만약 이러한 정책이 시행되는 상황인데도 한의사라고 하여 기본적인 서양의학적 진단기기의 활용을 거부하는 태도를 보인다면 이는 국민 보건을 위한 올바른 행동이라고 보기는 어렵습니다.

장점만을 생각하고 시행했을 경우 부수적으로 따를 수 있는 문제점들에 대해서도 면밀히 검토하는 등 국민 보건 향상을 위해서 필요한 사안인지 세밀히 파악한 후 양방 진단기기 사용의 필요성을 결정함이 당연합니다. 또 한의사들의 양방 진단기기 사용으로 인해 야기될 수 있는 여러 가지 사안들에 대해서 관련 단체들과 충분한 토의를 거쳐 시행하려는 노력 또한 필요하다고 할 수 있습니다.

7. 양진한치(洋診韓治)가 가능합니까?

▶ 홍 : 얼마든지 가능하다고 생각합니다. 실제로 양방 진단기기를 이용해 진단한 후 한방 도구를 이용해 치료하는 양진한치는 임상에서 많이 활용되고 있는 상황입니다. 한의사들이 많이 사용하는 침과 한약은 하나의 치료 도구입니다. 우리는 항상 한의학적인 진단을 한 이후에만 한의학 치료를 시행해야 정통적인 한의학으로 인정할 수 있다는 인식에 너무 사로잡혀 있습니다. 하지만 한의사들도 항상 한의학적인 변증(辨證)을 거친 이후에만 이러한 한의학적 치료도구를 활용하는 것은 아닙니다.

예를 들면 세부적인 변증을 시행하지 않은 상태에서 통증을 호소하는 부위의 아시혈(阿是穴)에 직접 침 시술을 시행하는 경우가 있습니다. 반드시 전통적인 한의학적 변증(辨證)이 한의학적 치료에 선행되어야 한다는 생각은 한의학적 치료 방법의 활용 범위를 제한할 수도 있는 것입니다.

그러면 실제로 한의학적인 변증(辨證)이 없이 서양의학적인 진단에 근거하여 한의학적 치료를 하는 경우를 생각해 볼까요? 어떠한 한약이 당뇨병 환자의 혈당 수치 조절에 도움을 준다는 사실이 실험적, 임상적 연구에 의하여 입증된 상황이라고 해봅시다. 혈당 조절이 잘 되지 않는 당뇨병 환자를 더 효과적으로 관리하기 위해서 한의사들이 해당 한약을 추가적으로 사용할 수도 있을 것입니다. 만약 여러 가지 한약들이 혈당 수치 조절에 효과가 있다고 밝혀진 상황이라면 한의사들은 각각의 당뇨환자들에게 한의학적인 변증(辨證)을 추가로 실시하여 혈당 수치 조절에 효과가 있는 여러 가지 한약들 중에서 해당 환자에게 한의학적으로 더 적합한 한약을 사용하여 치료의 효율을 더 높이는 행위도 가능할 것입니다. 서양의학적인 진단 결과를 한의사가 100% 활용할 수 있는 상황이 아니더라도 대개의 경우 환자에 대한 더 많은 정보는 올바른 치료뿐 만 아니라 한의학적인 진단에도 더 도움을 줄 수 있을 것입니다. 환자 치료의 질을 높일 수 있다면 여러 가지 정보를 총 동원하는 노력을 기울이는 것이 의사의 기본적 역할입니다.

이번에는 실제로 의사에 의해 시행된 양진한치의 경우를 한 번 살펴볼까요? 동아제약에서 판매하고 있는 '스티렌'이라는 약물은 연간 800억 원의 매출을 올리고 있는 약으로서 주로 급만성위염의 치료를 위해 의사들에 의해 사용되고 있습니다. 의사들이 서양의학적인 방법으로 위염을 진단한 이후에 사용하는 이 '스티렌'이라는 약물은 한약(韓藥)인 애엽(艾葉, 약쑥잎)의 추출물입니다. (의사들이 한약을 사용할 권리, 한의사들의 '스티렌' 처방 권한 등에 대한 논의는 추가적으로 진행되어야 할 부분이니 여기서는 언급하지 않겠습니다.) 따라서 의사들의 '스티렌' 사용도 넓은 시각에서 보자면 양진한치(洋診韓治)의 사례라고 볼 수 있습니다. 한의사들이 직접 양진(洋診)을 할 수 있는 권한을 가지고 있느냐, 혹은 의사들이 직접 한치(韓治)를 할 수 있는 권한을 가지고 있느냐에 대해서는 범사회적·보건행정적인 논의가 필요한 사항인데, 이에 대한 논의와는 별개로 실제로 양진한치는 위와 같이 실제 임상 현장에서 이미 다양한 방법으로 시행되고 있습니다.

8. 의료일원화와 한양방 협진 중 어느 쪽을 지향하십니까?

▶ 홍 : 의료일원화와 한양방 협진 중 어느 것이 무조건 좋다고 단언하기는 힘들 것 같습니다. 각 진료 형태의 장점과 단점에 대해서 한 번 생각해보는 것이 좋을 듯합니다.

의료일원화의 장점과 단점에 대해서 주로 이야기하면서 한양방 협진의 장단점에 대해서도 같이 언급해보도록 하겠습니다. 먼저 의료일원화에 대해서 살펴볼까요. 의료일원화의 장점으로는 무엇보다도 국민 보건의료 체계의 일원화에 의미를 둘 수 있습니다. 현재 의사와 한의사로 이원화 되어 있는 진료체계에서는 환자가 한의사에게 가야하는지, 의사에게 가야하는지 본인이 결정해야 하는 상황입니다. 이렇게 이원화 되어 있는 상태에서는 한의사에게 바로 찾아갔다면, 혹은 의사에게 바로 찾아갔다면 잘 치료 받을 수 있었던 환자가 그렇지 않는 바람에 치료 시간이 지체되어 치료율이 현격히 떨어지게 되는 극단적인 상황을 생각해 볼 수 있습니다. 한의사나 의사가 그 환자에게 가장 적절한 상대 의학적 치료법에 대해서 인지하고 있다고 하더라도 면허에 허용된 권한 밖의 치료법 활용은 법적으로 불가능한 상황이기 때문입니다. 의료일원화는 이러한 상황을 어느 정도나마 해결해 줄 수 있기 때문에 환자들의 진료 편의를 높여 주는 제도적 역할을 할 수가 있을 것입니다.

또 다른 의료일원화의 장점으로는 의료의 중복과 낭비의 방지·의사와 한의사의 영역 다툼으로 인한 부가적인 문제점 방지·의료 정책의 혼란 감소 등이 있습니다.

그럼 의료일원화의 단점은 어떠한 것들이 있을까요? 한의사 면허가 독립적으로 존재하는 상황에서는 한의학 진료의 전문성이 보장될 수 있지만, 의료일원화가 된다면 기존에 비해 한의학 진료의 전문성이 떨어짐으로 인해서 환자 입장에서 느낄 수 있는 한방 의료 소비 욕구가 줄어들 것입니다. 따라서 의료일원화는 한의학의 전문성을 떨어뜨리는 상황을 초래할 가능성이 높습니다.

이외에도 의료일원화의 단점으로는 의료 체계의 단일화로 인한 경제적 시장 수요 손실·의학으로의 한의학의 종속화 우려 등이 있습니다. 그런데 이러한 의료일원화의 단점은 상대적으로 한양방 협진의 장점이라고 볼 수 있습니다. 이처럼 의료일원화와 한양방 협진은 모두 장단점을 가지고 있습니다.

현재 우리나라의 보건의료체계에서 어떠한 제도적 접근을 하는 것이 국민 보건 향상에 기여할 지에 대해서는 다각도의 검토가 필요합니다. 우리나라의 의료 이원화 구조는 분명 문제점도 가지고 있으나 세계적으로 흔하지 않은 독특한 상황으로 인해 의료 이원화에 따른 장점들의 희소성은 오히려 부각될 수도 있습니다. 해외 의료 관광 수요 창출 등에서 우위를 점할 수도 있습니다.

결론적으로 의료 일원화는 우리나라 보건의료체계를 뒤바꾸는 국가적으로 중대한 일이기 때문에 학계·정부·국민들의 폭넓은 관심을 유도한 이후에 충분한 논의를 통하여 결정하여야 할 것이라고 생각합니다.

Ⅲ. 한의학의 과학화 방향

에 관한 질문과 대답

1. 한의학의 과학화의 정의는 무엇입니까?

◎ 학생 : 부산대학교 한의학전문대학원은 한의학의 과학화, 표준화, 세계화라는 목표를 갖고 설립되었습니다. 그런데 한의학의 과학화는 한의학계 내에서도 논쟁이 되고 있는 것으로 알고 있습니다. 대체 한의학의 과학화란 어떤 의미를 가지는지요?

▶ 최 : 당연하고도 어려운 질문입니다. 한의학과 서양의학은 원초적으로 상이한 세계관을 가지고 있습니다. 무조건적인 한의학의 과학화는 “한의학이 과학적이냐?”라는 질문의 본래 의도와는 별개로 고유한 원리와 독자성에 상처를 줄 수도 있습니다. 이 때문에 과학적 근거로 무장한 서양의학의 잣대로 한의학을 평가하는 것은 ‘한의학에 대한 부정’이라고 말하기도 합니다. 그러나 모든 학문이 그렇듯 한의학은 완전한 의학도 학문도 아닙니다.

한의학은 비과학(非科學)이 아니라 오랜 경험에 의해 축적된 지식이 아직 과학적으로 검증되지 못한 미과학(未科學)입니다. 이면에 진리를 내포하고 있다는 의미입니다. 그럼에도 불구하고 한의학적 원리로 자신의 질병과 치유 과정을 설명하면 요즘의 현대인들은 이해하지를 못합니다. 시대에 따라 서로 암묵적으로 받아들여지며 당연시 되는 지식체계 즉 현대적 패러다임(paradigm)과 다르기 때문입니다. 한의학 서적이 이해되지 못하는 것은 이처럼 현재와 동떨어진 패러다임에 의해 씌어진 책이기 때문입니다.

현대인들은 모두 자신이 원하던 원치 않던 과학적으로 교육받고 생활하고 생각하며 살아갑니다. 따라서 한의학과는 근본적으로 다른 현대 과학의 탄생 배경과 세계관을 살펴보아야 하고 이를 한의학에도 접목해야 합니다. 그래서 서양의학처럼 철저히 과학적 근거로 재무장해야 합니다.

◉ **학생** : 한의학이 현대 과학과 다른 세계관을 가진 것은 잘 알고 있습니다. 그런데 우리가 흔히 쓰는 '현대 과학'이란 단어의 구체적 의미를 말하라고 한다면 선뜻 대답하기가 어렵습니다. 그러니 교수님께서 서양의학의 근거가 되는 과학이란 대체 어떤 의미인지를 한 번 짚어주셨으면 감사하겠습니다.

▶ **최** : 과학은 어원상 라틴어의 'scientia'에서 유래하며 '지식' 또는 '학문'이란 의미를 가집니다. 학문으로서의 과학은 처음에는 인간의 지식을 총괄하는 의미였으나, 지식이 점점 축적됨에 따라 19세기에 이르러 개별 과학으로 분리·독립되어 분과적인 학문을 형성하였습니다. 과학 중에서 근세 이후 가장 두드러지게 발전한 분과는 자연과학이며, 짧은 시간 동안 급격히 지식이 축적되었기 때문에 자연과학은 다른 학문분야에 비해 우월한 지위를 확보하게 되었습니다. 이 때문에 현재 일반적으로 사용하는 '과학'이란 용어는 보통 '자연과학'을 지칭합니다. 의미상으로 과학이란 넓게는 '자연에 대한 인간의 지식'을 총칭하지만, 구체적으로는 '진리에 도달하거나 적어도 그에 근접할 수 있는 방법' 또는 '실제로 어떤 문제를 해결하거나 자연에서의 어떤 사건을 이해하는 과정 또는 방법'으로 정의합니다. 과학은 주어진 답이 아니라 해답을 구하는 과정과 방법이라 할 수 있는데, 이미 관행으로 확립된 소위 '과학적'이라고 불리는 일련의 과정과 방법을 따르고 있습니다.

현재 의학은 과학(medical science)적인 면과 동시에 의술(medical practice)이라는 두 가지 측면을 가집니다. 그런데 지금 현 시점에서 모든 의술을 과학적으로 완벽히 설명하라고 요구할 수는 없습니다. 의술의 한계, 또 과학의 한계 때문에 설명되지 않는 부분도 분명히 있기 때문입니다. 하지만 적어도 모든 의술에 과학적인 근거를 제시하려 노력하는 기본자세는 가져야 합니다.

그리고 의학은 본질적으로 질병을 치료하는 학문이지만 생명 자체에 대한 담론도 매우 중요한 위치를 차지합니다. 이 때문에 서양의학을 이해하기 위해서는 분자생물학(molecular biology)이 필수적 기초학문이 됩니다. 한의학은 당연히 과학으로 무장한 서양의학과 비교할 때 그 탄생 배경과 세계관에서 큰 차이를 가집니다. 따라서 서양의학, 다른 말로 생의학(biomedicine)의 출현 배경과 독특한 자연관을 살펴보아야 합니다.

학생 : 한의학과 다른 과학의 세계관을 자세히 설명해 주십시오. 그리고 과학이 관행적으로 따른다는 일련의 과정과 방법에 대해 설명해주시면 감사하겠습니다.

▶ **최** : 자신을 포함한 자연을 보는 관점이 다릅니다. 최초의 과학적 사고는 고대 그리스 밀레토스인의 독특한 자연관에서 시작합니다. 밀레토스인은 규칙적으로 원인과 결과가 규정될 수 있다는 인식아래 자연을 자연적인(natural) 사건과 초자연적인(supernatural) 사건으로 구분하였습니다. 더불어 합리적이고 비판적인 토론을 통해 자신의 이론에 대한 증거와 상대방의 약점을 찾는 방식으로 학문의 발전을 이루었습니다. 물론 오늘날의 과학적 체계는 밀레토스인의 자연관을 온전히 계승한 것이 아니라 오랜 시간 동안 그 장단점을 계승 및 극복하는 과정에서 완성되었다고 보아야 합니다. 하지만 밀레토스인의 지식에 대한 태도에서부터 방법과 원칙 중시의 과학적 전통이 시작되었음은 부인할 수 없습니다.

과학자들이 사용하는 방법을 흔히 과학적 방법(scientific method)이라고 합니다. 대체로 '관찰 → 문제설정 → 자료수집 → 가설 → 실험 → 학설수립 → 실험 → 법칙 정립'과 같은 과정을 거칩니다. 관찰에 의해 증거를 모으고 의문을 제기하고, 얻어진 자료로 유추 가능한 답인 가설(hypothesis)을 설정합니다. 이어 가설을 증명하기 위해 실험을 하고 그 결과를 분석하여 설득력이 있고 과학적이라 인정받을 수 있으면 학설(theory)로, 그리고 반복된 실험에 의해 자연의 유일하고 변치 않는 사실로 밝혀지면 법칙(law)으로 정립됩니다. 진화론(theory of evolution)과 멘델의 유전법칙(Mendel's law)이 이론과 법칙의 예입니다. 결론적으로 궁극적인 과학의 목적은 관찰과 실험의 결과를 해석함으로서 현상을 이해하는 것입니다. 따라서 실험의 역할과 지위는 매우 중요하며 자연과학의 생명이라고 할 수 있습니다.

여기서 중요한 것은 관찰이나 실험 자체가 설득력을 갖기 위해서는 과학자들이 인정하는 과학적 과정을 따라야 한다는 점입니다. 귀납적 추론과 연역적 추론이 그것입니다. 여러 관찰 및 결과로부터 종합적이고 보편적인 결론을 유도하는 방법이 베이컨의 귀납법(inductism method)입니다. 실험적 방법의 중요성을 강조함으로써 실험의 역할과 지위에 대한 인식변화에 지대한 영향을 미쳤습니다. 반면 커다란 추론을 설정한 다음 이로부터 구체적인 결론을 유도하는 방법이 데카르트의 연역법(deductism method)입니다. 그런데 데카르트가 과학 활동에 큰 영향을 미친 것은 연역법보다는 그의 기계론적 철학(mechanical philosophy) 덕분입니다.

과학은 과정과 방법에 높은 가치를 두며 이를 통해 과학(science)과 비과학(nonscience)을 구별합니다. 즉 과학적 방법 외의 방법으로 얻은 지식을 비과학적이라고 합니다. 따라서 한의학의 과학화란 기존의 한의학적 원리를 과학적 과정과 방법 체계를 통해 검증함으로써 새로운 지식체계를 창출하는 것으로 저는 이해하고 있습니다.

2. 한의학의 과학화는 왜 필요합니까?

학생 : 한의학은 오랜 경험에 의해 축적된 과학적인 의학이라고 합니다. 왜 과학이란 잣대로 다시 검증을 받아야하나요?

▶ 최 : 한의학이 오랜 경험에 의해 축적된 지식이라는 점은 인정합니다. 그러나 오랜 경험으로 축적된 지식과 과학적인 지식을 동일시할 수는 없습니다. 한의학적 원리는 비 해부학적이며 추론적인 기능주의의 입장을 취하고 있습니다. 과학적으로 받아들일 수 있는 지식체계와는 거리가 멉니다. 또한 시대적 사고의 한계에 따라 습관적으로 이어져 내려오는 지식도 많습니다. 오랫동안 사용되었다고 해서 과학적인 것은 아니란 말입니다. 서양의학에서 아리스토텔레스(Aristoteles) - 갈렌(Galenos)의학이론은 16 - 17세기에 이르기까지 1,500년이란 세월을 지탱하며 의학이론연구에 영향을 미쳤습니다. 관습적인 이론체계는 지탱한 기간만큼이나 강한 생명력을 가지며 후학에게 영향을 미칩니다. 갈렌(Galenos) 의학에 대해 베잘리우스(Vesalius)는 해부학적 오류를 지적했으나 신비주의적 요소를 완전히 제거하지는 못했습니다. 뒤를 잇는 하비(Harvey)도 여전히 생기론(vitalism)[15]적 색체를 띄고 있습니다.

이처럼 긴 세월에 걸쳐 구축된 거대한 지식체계를 하루아침에 변화시키기는 어렵습니다. 한의학도 마찬가지입니다. 기존 한의학적 원리에 따라 설명하는 것이 쉬운 길이지 과학적으로 한의학을 재해석하려는 패러다임 전환은 어려운 길입니다. 하지만 한의학은 근본적인 세계관에서 과학과 차이가 있기 때문에 이미 과학에 익숙한 일반인에게 한의학 고유의 원리를 설명하는 데에

15) 생기론(生氣論, Vitalism) : 생명 현상은 무생물계의 현상과는 근본적으로 다른 원리에 의해 지배되는데, 그것은 물리・화학적인 힘과는 관계가 없는 독특한 생명력 내지는 활력(vital force)에 의해 만들어진다는 이론.
(http://terms.naver.com/entry.nhn?docId=388039&cid=282&categoryId=282)

는 한계가 있습니다. 따라서 현재 암묵적으로 받아들여지는 보편적 지식 체계로 한의학을 설명하여야 합니다. 또 미과학(未科學)의 이면에 있는 한의학적 진리를 과학적 검증과정을 거쳐 다시 부활시켜야 합니다. 무엇보다 중요한 것은 현 지식과 동떨어진 한의학적 논리에 대한 지나친 집착과 강요는 또 다른 위기를 초래할 수도 있다는 점입니다. 한의학을 스스로 고립시키는 결과를 가져오며, 최악의 경우에는 존폐위기에 처할 수도 있습니다. 그러므로 설령 한의학적 고유 원리와 독자성이 다소 손상 된다고 할지라도 한의학의 과학화는 반드시 필요합니다.

◉ **학생** : 한의학적 원리가 과학적으로 검증 받아야 될 만큼 문제가 있다는 말씀인가요?

▶ **최** : 한의학의 근본적인 문제는 유물론적 생명관과 구분되는 독특한 형이상학적 이론체계를 가지고 있어 일반인들에게 설득력을 갖지 못한다는 점입니다. 심지어 전문가집단 내에서도 공유되는 신념, 가치 및 기술이 달라서 활발한 토의가 이루어지지 못하고 있는 것으로 보입니다. 눈부신 과학 발전의 이면에는 효율적으로 지식을 생성하는 과학이란 도구의 활용과 더불어, 열린 장에서의 활발한 토의를 통한 검증과정이 중요한 역할을 하였습니다. 현재 한의학의 원리는 일반인들을 설득시키지 못하며, 특정 전문가집단 사이에서만 소통되는 폐쇄적 성격을 띠고 있습니다.

일부에서는 한의학의 바른 이해를 위해서는 한의학 특유의 생명관과 세계관에 의지하여야 한다고 합니다. 또 한의학의 원리는 서양 과학의 원리와는 다르므로 한의학을 서양 과학화하는 것은 한의학을 부정하는 것이라고도 합니다. 그러나 한의학을 한의학적 원리대로 풀어나가는 것만큼이나 과학화도 중요합니다.

현재 11개 한의과대학에서는 고유의 한의학적 원리를 중심으로 교육과 연구를 진행하는 걸로 알고 있습니다. 즉 한의학 고유의 원리에 대한 교육과 연구는 이미 충분히 이루어지고 있습니다. 그러니 12번째로 설립된 공식 한의학 교육 기관이자 유일한 국립 한의학 교육 기관인 부산대학교 한의학 전문대학원은 기존 대학들과 다른 길을 가야 합니다. 철저한 과학적 방법론에 따라 한의학적 원리를 검증함으로써 일반인에게 설득 가능한 한의학으로 재창출하는 교육 및 연구 기관으로 자리매김해야 한다고 생각합니다. 좀 강하게 말하자면, '한의학의 과학화'란 '과학적 근거로 창출된 생의학(biomedicine)적 패러다임을 통해 한의학을 검증함으로서 한의학의 폐쇄적인 특성을 극복하는 유일한 길'이라고 생각합니다.

◎ **학생** : 교수님 말씀은 한의학을 서양의학의 생의학적 관점에서 접근해 이해하자는 말씀이신가요?

▶ **최** : 그 질문에 답하기 전에 먼저 완벽한 과학적 사고로 무장한 생의학(biomedicine)적 관점을 살펴보는 것이 좋겠습니다. 서양의학의 지배적인 패러다임은 분자생물학을 과학적 신조로 삼는 기계론적 패러다임입니다.

기계론적 패러다임을 이해하기 위해서는 먼저 생명론에 대해 알 필요가 있으니 이에 대해 잠깐 살펴봅시다. 관념론은 생명을 구성하는 물질이란 단지 생물을 구성하는 재료일 뿐 형태와 목적에 맞는 구조는 혼에 의해 불어 넣어 진다고 봅니다. 유물론은 생명의 본질은 물질로 보며, 초월적 존재를 따로 인정하지 않고 다만 물질운동의 특별한 존재로 볼 뿐입니다. '생명은 물질과는 다른 미지의 생명원리를 따르며, 살아 있는 계(system)에는 특유한 계층적인 법칙이 있다'라는 생기론(vitalism)은 관념론과 같은 맥락으로 생명의 합목적성을 인정하는데, 아리스토텔레스(Aristoteles) 이래 오랜 역사적 전통을 가지고 있습니다.

이 중 유물론에 속하는 기계론(mechanism)은 17세기 데카르트(Descartes)로 대표되는 고전물리학의 역학 원리에 의해 생명현상을 설명합니다. 생물을 복잡한 기계로 보기 때문에 기계설(machine theory)이라 부릅니다. 기계론자에게 생명의 모든 현상이란 물리·화학적 법칙 등으로 설명이 가능한 기계적 현상에 지나지 않습니다. 데카르트는 모든 실재는 정신(spirit)과 외연(extension)으로 나누어지며 이 둘 사이에는 공통성이 없다고 했습니다. 데카르트의 육체 - 정신의 이원론(dualism)적 체계는 기계론적 생명관을 낳았습니다. 생명체를 하나의 기계적 구조로 파악하였는데, 이는 질병은 기계의 고장으로 보고 의사의 역할은 기계를 고치는 수리공으로 보았음을 의미합니다. 이런 관점은 이후 생리학 연구에 지대한 영향을 미칩니다. 현재 서양 의학적 질병에 대한 지배적인 패러다임은 분자생물학을 과학적 신조로 삼는 기계론적 패러다임(mechanical paradigm)이기 때문입니다.

미지(unknow or unknowable)의 요인은 궁극적으로 물리·화학적으로 설명이 가능하다고보는 기계론자와 복잡한 생명을 물리화학적 방법만으로 설명하기는 부족하다고보는 생기론자는 서로를 배격합니다. 유사한 맥락 속에서 한의학과 서양의학과의 관점 차이를 이해하실 수 있습니다. 결론적으로, 한의학과 서양의학의 근본적인 차이란 생명을 보는 관점과 접근방법이 너무 한쪽으로 편향되어 강조됨으로서 드러난 것 같습니다.

● 학생 : 생의학적 관점에 대한 설명은 잘 들었습니다만 앞의 질문에 대한 답은 아직 듣지 못한 것 같으니 다시 여쭙겠습니다. 구체적인 생의학적 접근방법이란 무엇입니까? 그리고 한의학에 적용하는 것이 가능한지요?

▶ 최 : 서양의학이 과학적 신조로 삼는 분자생물학은 철저한 환원론적 입장을 가집니다. 사람 몸의 구조를 가르치고 있는 저도 전신적인 해부학적 구조보다 세포내 대사과정과 세포간의 신호전달에 더 관심이 많습니다.

생명현상에 대한 구체적인 접근은 종합론과 환원론으로 가능합니다. 종합론(synthesism)은 전체가 부분의 합보다 위대하다는 교리적 명제를 가집니다. 거시적이고 개략적인 관점으로 접근하여 연관성이 없는 것들의 관련성을 갖게 하는 대법칙과 보편성에 관심을 가지는 접근방법입니다. 반면 환원론(reductionism)은 생명이 물리 및 화학 법칙으로 간단히 설명될 수 있다는 전제를 가집니다. 전문적이고 정확한 용어를 사용하여 문제점을 설명하고, 원인 - 결과에 대한 설명이 한 가지만 존재할 때까지 여러 이론을 제거하며 단순화시킵니다. 사람 몸을 계통 - 기관 - 조직 - 세포 - 분자 수준으로 세분해 들어가는 단순화 작업을 통해 생명 현상에 대한 답을 얻는 것입니다. 환원론자는 현상보다는 메커니즘에 더 관심을 가집니다.

현재 환원론적 접근방법은 많은 지지를 받고 있으며 생의학(biomedicine) 또는 분자의학(molecular medicine)의 기초가 됩니다. 생의학은 뉴튼에서 데카르트로 이어지는 고전물리학의 역학 원리에 의해 생명현상을 설명합니다. 따라서 인간의 몸을 정신과 육체로 분리하여 인식하는 이원론적 입장을 취하고 있으며, 생명에서 일어나는 모든 현상은 물리·화학적 법칙으로 설명 가능하다는 철저한 환원론적 입장에 서 있습니다.

환원론은 질병의 원인과 과정을 모두 분자생물학적 수준으로 단순화시켰습니다. 몸을 기계로 보고 질병을 기계의 고장으로 보는 기계론적 입장을 견지합니다. 원인과 결과 사이의 일대일 대응관계가 항상 존재한다는 결정론적인 인과성을 주장합니다. 이러한 환원론적인 접근에 의한 미세구조의 규명, DNA 발견, 유전정보 전달기전 발견 등은 환원론자를 매료시키기에 충분했으며, 생명현상을 이해하는 혁명적인 방법으로 인정받았습니다. 물론 기계적 부품으로 구성된 복합조립체로 생명을 이해하는 기계론적 생명관은 인간과 자연의 괴리·물질과 의식의 분리 등 다양한 문제를 노출시키고 있음도 사실입니다. 그래서 일부 지나친 환원론적인 생명관의 부작용을 보고 대체의학에 눈을 돌리는 이도 있습니다. 그러나 새로운 백신개발·대사조절물질의 대량생산·유전자치료·대체장기·조직재생 등 다양한 질병치유 가능성을 제시하며 환원론적 의학이 성공적으로 영향력을 넓혀가고 있음이 대세입니다.

기계론적 패러다임을 기반으로 한 서양의학은 가치중립적이며, 보편적으로 적용 가능한 지식체계를 가지고 있으며, 나아가 직선적으로 진보한다고 말하는 사람도 있습니다. 이 견해를 전적으로 받아들여 한의학의 이론에 대해 무조건적으로 서양 의학적 관점을 적용하라고 말하기는 어렵습니다. 그러나 수많은 추론적인 생리현상과 비인체적인 요인이 서로 복잡하게 얽혀 있는 한의학적 원리를 하나하나 분리 제거하여 단순화시키는 환원론적 노력은 필요합니다. 비록 이러한 시도가 한의학의 본질을 훼손하고 독자성에 상처를 줄지도 모르지만, 반드시 해야만 하는 시대적 사명이자 목표라고 생각합니다. 물론 이를 위해서는 오랜 숙고를 통한 가설 정립과 구체적인 전략과 방법의 수립이 필요합니다.

학생 : 과학이란 잣대로 저희들이 원하는 한의학적 원리에 대한 모든 답을 얻을 수 있을까요?

▶ **최** : 과학이란 항상 새로운 사실과 지식에 의해 다시 부정될 수 있는 체계입니다. 앞선 설명에서 짐작하셨겠지만, 일정한 과정과 방법으로 해결할 수 있는 과학적 질문(question)은 한정되어 있습니다. 먼저 "질문자체가 관찰과 실험에 의해 입증 또는 부정될 수 있는 명제인가?", 즉 "질문이 될 수 있느냐?"라는 검증을 거칩니다. 증거자료가 없는 신비주의적 주장, 독단적 주장, 억측 및 애매모호한 질문은 회피하거나 제거합니다. 이 질문에 답하는 것은 일종의 시간 낭비로 보고 있습니다. 또 과학은 '어떻게(how)'라는 답을 얻는데 많은 영향력을 가지지만, '왜(why)'라는 물음에 대한 답은 내지 못합니다. 그래서 어찌 보면 과학은 질문에 대해 "닫혀 있다."라고 볼 수 있습니다. 이러한 한계점에도 불구하고, 질문을 제거 및 회피함으로써 결과적으로는 짧은 시간 내에 많은 검증된 지식을 창출해 내는 효율적인 도구로 보시면 됩니다. 이러한 면에서 'know how'는 과학기술자가 추구하는 것이며, 진정한 과학자는 예술가적인 섬세함과 철학적인 강인한 사고력을 갖고 궁극적으로는 'know why'를 추구한다고 스스로 자위하기도 합니다.

학생 : 방금 교수님께서는 "과학은 질문에 대해 닫혀있어 모든 질문에 대한 답을 내어 놓지는 못한다."라고 말씀하셨습니다. 그 말씀은 과학적 측면에서 한의학의 원리와 개념은 검증할 가치가 없다는 뜻입니까?

▶ 최 : 현대 의학에서는 실재론(realism)의 정당성에 대한 의문 자체를 제기하지 않습니다. 구조물의 존재와 더불어 이에 대한 근본적인 메커니즘을 섬세하게 설명합니다. 현재 동일한 병리적 증상에 대해 한의학과 생의학은 서로 다른 독자적 메커니즘으로 설명합니다. 그래서 "어느 쪽이 더 설득력 있게 받아들여지느냐?"라는 차이가 발생하는데, 모두가 아시다시피 그 차이는 무척 크며 생의학에 우호적입니다. 이러한 차이는 '사색적인 추론'과 '수행된 실험에 의해 검증된 사실'을 받아들이는 일반적 인식 차이에서 기인하는데, 이미 상식화된 일반인들의 인식을 바꾸기는 어렵습니다.

앞서 말씀드린 대로 과학이란 '왜(why)?'라는 물음에 대한 답을 내지 못합니다. 그러나 우리 삶의 의미 가운데 '왜(why)?'라는 질문이 가슴 깊이 닿는 경우는 많습니다. 과학적 검증이 되지 않는 질문들이라고 그냥 넘어 갈 수 없는 과학이전의 많은 질문(questions beyond science)들이 있습니다. 이러한 질문에 대해서 과학은 제한적일 수밖에 없습니다. 그러나 과학은 해결 가능한 선별적 문제제시와 더불어 효율적인 해결방법을 갖춤으로써 짧은 시간 동안 이전에 보지 못했던 눈부신 지식체계를 형성하였습니다. 과학적인 사고는 우리들 생활에 대한 영향력을 넓혀가고 있고, 우리는 과학적 사고로 세계를 이해하도록 교육받고 자랐습니다. 이처럼 과학적 사고로 사물과 현상을 이해하는 대다수 사람들에게 한의학이 접근할 수 있는 유일한 통로가 바로 과학화입니다.

그리고 한의학적 정체성과 세계관은 새로운 과학의 진보에 도움이 될 수 있습니다. 윌리엄 하비(William Harvey)의 혈액순환 발견은 인간을 우주라는 대우주 속의 소우주로 파악한 중세적 사고방식에서 출발하였습니다. 심장을 우주의 중심으로, 혈액의 순환 운동을 천상계의 물체 순환 운동으로 보았던 것입니다. 기존 의학과 차이가 있다면 단지 이러한 영감을 관찰과 실험을 통해 증명함으로써 의학발전에 큰 발자국을 남겼다는 것입니다. 한의학적 원리도 현대 의학에 많은 영감과 아이디어를 줍니다. 일반인은 물론 전문가집단도 섬세하고도 아름다운 한의학적 원리에 매료되는 것은 바로 이 때문입니다. 그러나 검증되지 않은 철학적 추론에 근거한 실체를 현실적으로 받아들이고, 단순한 원리를 우주와 사람을 아우르는 체계로 적용하는 것은 무리가 있습니다. 사색적인 실체와 실재 작용하는 요인은 다르기 때문입니다.

학생 스스로 생각해봐야할 부분이 적지 않은 질문이니 이에 대해 직접적으로 "그렇다." 혹은 "아니다."라고 답하기보다는 이상의 내용으로 대신함이 좋을 것 같습니다. 제 말을 참고로 해서 한 번 깊이 생각해보시길 바랍니다.

3. 한의학 기초와 임상분야의 과학화는 어떤 방향으로 이루어져야 합니까?

◎ 학생 : 한의학의 과학화를 위한 구체적인 전략과 방법은 무엇을 말하는 건가요?

▶ 최 : 이미 충분한 논의를 거친 예를 들어 접근해 보겠습니다. 지나친 환원론적 방법을 통한 생의학은 전체적 통일성의 무시라는 부작용 뿐 아니라 효과에 비해 지나친 의료 수가의 증가라는 부작용을 낳았습니다. 이에 대한 반성의 하나로 1991년 미국 국립보건원(National Institute of Health, NIH) 산하에 대체의학사무국(Office of Alternative Medicine, OAM)이 설립되었고, 여기서 생의학적 생명관과 상이한 전통의학(conventional medicine)의 치료기술에 대한 검증을 시작하였습니다. 이들이 칭하는 대체 또는 보완의학(alternative medicine or complementary medicine)이라는 영역에는 우리들에게 친숙한 침(acupuncture), 뜸(moxibustion), 한약(herbal medicine), 지압(oriental massage) 등도 포함되어 있습니다. 그런데 대체의학사무국에서는 전통의학에 대한 검증을 시도하기 전의 당연한 절차로 접근방법론에 대한 논의를 먼저 했습니다. 이것은 과학적 검증을 위한 가장 중요한 전제조건이니까요.

◎ 학생 : 전통의학의 과학적 검증을 위한 접근방법론이란 구체적으로 무엇을 말씀하시는지요?

▶ 최 : 이들이 제시한 방법론의 주요 단계를 살펴보면, 우선 생의학과 다른 관점의 치료수단에 대한 '좋은 질문'을 도출합니다. 전통의학에 대한 좋은 질문(good question)이란 '답을 할 수 있어야 하며(answerable), 초점을 집중시켜

야 하며(focus), 적절한 연구(suitable research)'가 전제되어야 합니다. 이는 전통적인 과학적 자세를 견지하는 것으로 전통치료수단의 검증도 기존 과학적 방법론과 동일한 연구과정(research procedure)을 거쳐야 한다는 뜻입니다. 기존 과학기술로 대체치료를 검증할 수밖에 없다는 것입니다.

그러나 대체의학사무국에서도 대체의학에 대한 몰이해는 질 낮은 연구결과를 가져온다는 것을 알고 있습니다. 대체의학 연구에서 증거의 모자이크(evidence of mosaic)를 얻기 위해서는 다양한 질문이 요구되며, 전통의학에 대한 이해가 깊을수록 높은 질적 연구 결과가 나온다는 말입니다. 이와 더불어 적절한 연구방법론(research methodology)을 갖추도록 충고합니다. 대체의학자들이 이론적 복잡성에 압도되어 부적절하거나 검증되지 않은 기구 및 기술을 사용하는 것을 이를 통해 경계할 수 있습니다. 그리고 한 번에 한 개의 질문에 초점을 맞추고 그에 상응한 실험디자인을 하라고 충고합니다. 즉 생의학적 방법론에 따른 기구와 방법을 이용하여 대체의학의 이론을 단순화시키고 하나하나 그 요인에 대해 검증해 나가라는 환원론적 충고입니다.

학생 : 대체의학사무국에서 제시하는 방법은 보수적인 과학적 전통을 유지하고 있는 것 같습니다. 그런 보수적인 과학적 전통에 한의학을 적용시킬 필요가 있을까요?

▶ **최** : 재미있는 논문을 본적이 있습니다. 도페르(Dorfer)가 1998년 사이언스(Science)지에 발표한 논문인데, 5200년 전의 미라가 중앙 유럽에서 발견되었습니다. 미라에서 발견된 문신이 특이하게도 대부분 한의학의 독맥(督脈)과 방광경(膀胱經)의 혈 자리와 일치함을 발견하고, '침 치료가 동양의 특정 지역에 국한되지 않았음'을 주장하였습니다. 즉 한의학의 경락 및 경혈이론은 더 광범위한 지역에서 공통적으로 사용된 치료방법에 대해 특정 지역에서 특정 형태로 정립된 이론이라고 볼 수 있습니다. 이처럼 이론 정립의 태동기에는 사고의 한계, 즉 현대와 같은 해부·생리학적 이해가 부족하여 많은 곡해(曲解)가 교묘히 포장되어 전승될 수도 있습니다.

침의 기전은 저의 흥미 분야 중 하나입니다. 통증에는 '족삼리(足三里)'와 '삼음교(三陰交)'만을, 뇌졸중을 비롯한 신경병변에는 '백회(百會)'와 '대추(大椎)'라는 경혈만을 사용합니다. 저는 경락체계에 대해 잘 모릅니다. 하지만 신경해부학적 지식을 바탕으로 실험에 활용할 혈 자리를 정합니다. 현재 침의 효능 메커니즘을 연구하는 많은 연구자들은 한의학적 침 치료의 원리 해석에 관심을 갖지 않습니다. 추상적인 경락을 믿지 않습니다. 침 자리의 고유한 생리적 기능도 믿지 않습니다. 나아가 음양오행으로 설명되는 기전도 믿지 않습니다. 그러나 침의 효능에 대한 메커니즘을 자세히 설명하고 증명하고 있습니다. 여러분들이 고유한 한의학적 사고 체계에 갇혀 이 원리를 계속 주장한다면, 아마도 이러한 연구그룹은 별개의 학문으로 독자적으로 분과될 것입니다. 즉 동일한 침과 혈 자리를 사용하더라도 동양침과 서양침(western medical acupuncture)으로 나뉜 채, 그 효능에 대한 상이한 메커니즘을 주장 할 것입니다. 그리고 만약 이렇게 된다면, 대다수의 일반인들은 서양침을 신뢰하게 될 것입니다. 이런 일이 발생하는 것을 방지하고, 한의학적 원리를 폭넓게 설명하여 보편적으로 신뢰받기 위해서는 서양 의학적 측면에서 신뢰성 있는 방법으로, 즉 대체의학사무국에서 제시한 방법으로 검증하는 과정이 꼭 필요하다고 생각합니다.

● **학생** : 한의학 기초 이론과 임상에 대한 과학화는 어떻게 진행되어야 합니까?

▶ **최** : 부산대학교 한의학전문대학원은 한의학의 표준화, 과학화, 산업화 그리고 세계화라는 목표를 갖고 설립되었습니다. 하지만 비한의사인 제가 느끼기에는 - 어쩌면 제가 오해하고 있는 것인지도 모르겠습니다만 - 한의학전문대학원의 설립 목표가 한의학계의 일반적 정서와는 거리감이 있다는 느낌입니다. 즉 표준화, 과학화, 산업화, 세계화가 한의학계의 기대와 일치하는 목표인지 다소 의문스럽습니다.

그러나 한의학전문대학원의 설립 목적을 달성하려 노력함은 시대적 요구라고 보여 집니다. 개인적으로도 발병과 치유에 대한 한의학적인 개론적 정의는 몸으로 느끼지만, 각론에 들어가면 그 다양한 변수 때문에 혼란스러울 따름입니다. 그러므로 우선 대체의학사무국의 권고대로 한의학적 원리에 대한 근본적이며 명료한 좋은 질문을 도출하여야 합니다. 그리고 과학적 방법론에 따라 검증하여야 합니다. 과학적 방법에 의한 검증과 과학적 재해석만이 신뢰할 수 있는 의학으로 인정받고 또 보편의학으로 인정받을 수 있는 유일한 방법이라고 봅니다.

● **학생** : 한의학 이론의 과학화보다는 실제 사용되며 효과를 나타내고 있는 임상의 과학화가 더 빠른 길이 되지 않을까요? 한의학 임상 분야의 과학화는 어떤 방향으로 이루어져야 합니까?

▶ **최** : 이 대답은 임상한의학자인 홍 교수님께서 하셔야 할 것 같습니다만 제 의견을 조금만 말씀드리겠습니다. 한의학의 특징에 대해 일부에서는 실용성과 형식주의라고 말합니다. 실용성이란 치료 중심의 한의학이 가지는 가장 큰 특징이고, 형식주의는 오래 축적된 경험이 체계적으로 정리되어 있다는 말입니다. 이를 다른 말로 표현하면, 한의학이 질환에 대한 치유효과를 가지고 있음은 명백하나 치유과정에 대한 설명은 철학적 추론에 근거한 논리적인 형식에 맞추어져 있어 과학적 근거가 부족하다는 말입니다. 서양의학에서도 암(cancer)에 대한 방사선치료 등에서 보듯이 사실(치료)이 앞서고 이론이 뒤처지는 경우가 적지 않습니다. 그러나 질병에 대한 바른 이해와 설명이 없으면 치료의 발전은 불가능합니다.

한의학은 경험의 체계화를 통해 나름대로의 치료 법칙을 정립하는데 성공하였습니다. 서양의학에서는 진단이 내려지더라도 치료를 할 수 없는 질환이 있습니다. 그러나 한의학에서는 증상의 변화에 따라 치료법이 변하는 '변증시치(辨證施治 : 증상들을 분별해 이에 맞게 치료함)'라는 독특한 방법을 통해 접근이 가능합니다. '변증시치'처럼 수많은 변수를 가정한 한의학의 진단법은 과학적으로 일반화할 수 없는 독특한 진단법이라 할 수 있습니다. 그러나 과학적 검증을 거치지 않은 채 이루어지는, 어떤 병에 어떤 약을 처방

한다는 식의 한의학적 결정은 추상적이며 형식주의적 결정이라는 단점을 가집니다. 따라서 '임상과 관련된 질문'에 대한 답을 얻기 위해서는 대체의학사무국에서도 권하고 있는 무작위 대조군 연구(randomized controlled trial)를 통해 검증을 해야 합니다. 무작위 대조군 연구는 인과율(cause and effect)을 충실히 따르는 황금률이므로 치료효과에 대해 검증할 수 있는 가장 신뢰할 수 있는 연구디자인이기 때문입니다.

▶ 홍 : 한의학 임상 분야의 과학화도 기본적으로는 보건의료행정 주체들이 요구하는 세계적 방법을 따르려는 노력이 필요할 것입니다. 예를 들어 우리나라에서 새로운 약물을 개발하여 시판하기 위해서는 기초 연구, 전임상시험(동물실험), 임상시험 등에 대한 결과 자료를 식품의약품안전처에 제출한 후 신규 의약품 품목허가를 식품의약품안전처로부터 받아야 합니다. 그런데 현재 임상에서 한의사들이 사용하는 한약들은 대부분 이러한 과정을 거치지 않고 사용되고 있으며, 국가에서도 아직 한의사들이 사용하는 한약에 대해서는 이와 관련된 규제를 심하게 하지 않고 있는 실정입니다. 수천 년간 사용되어온 역사적 근거를 인정하고 있는 셈입니다.

하지만 한의학도 현시대의 보편 의학으로 자리매김하기 위해서는 서양 의학적 기준에 발맞추지 않을 수 없는 상황에 직면하리라고 생각됩니다. 적어도 동시대의 보건의료인들과 같은 눈높이에서 한의학을 바라보려는 노력을 통해 한약의 경우 위와 같은 세부적인 규제가 필요 없다는 근거 제시를 하거나, 혹은 다른 독자적인 규제 방법을 활용해야 된다는 구체적이고 합리적인 근거 제시를 해야 할 때가 올 것입니다. 한약 안정성에 의문을 갖는 일반인들이 늘어나고 있음을 볼 때, 어느 측면에서는 이미 그 시기가 와 있다고 할 수도 있습니다.

만약 근거 제시의 방법 중 하나로 한의학 임상시험을 진행해야 한다면, 기본적으로는 위에서 최 교수님께서 말씀하신 것처럼 무작위 대조군 연구처럼 동시대 보건의료인들이 인정할 만한 연구디자인을 활용해야만 할 것입니다. 이

것은 약물 등 치료법의 효과 검증 연구에서 뿐만 아니라 변증(辨證)과 같은 한의학 이론들의 검증을 위한 임상 연구에서도 똑같이 해당되는 사항입니다.

그리고 "한의학 이론에 비해 실제 사용되고 있으며 효과를 나타내는 임상의 과학화가 더 빠른 길이 되지 않을까요?"라는 질문에 답을 드리자면, 한의학 이론의 과학화는 임상의 과학화에 반드시 선행되어야 한다고 생각합니다. 동시대를 살고 있는 학자들에게 인정받지 못하는 이론적 근거에 기반을 둔 의료기술을 임상적으로 과학화하는 것에는 한계가 있을 수밖에 없습니다. 물론 한의학 이론에 입각한 진료를 받은 환자들이 유의하게 높은 호전율을 보였다는 등의 한의학 임상 연구 결과들이 한의학의 과학화에 도움을 주고 있는 것은 사실이고, 앞서 다른 질문에 대한 답변에서도 말씀 드렸듯이 한의학 진단과 처방 표준화의 원활한 진행을 위해서도 근거로 삼을 만한 임상 연구 결과의 도출은 지속되어야 할 과제임이 분명합니다. 하지만 임상의 과학화가 더 빠른 문제 해결 방법이라고 생각하고 이론적 과학화를 등한시 하는 일은 없어야 합니다. 다시 말씀드려서, '한의학적 이론에 근거한 진료가 세계인의 보건의료 질 향상에 기여할 수 있다'라는 점에 대해 모두가 인정할 수 있는 근거 창출 연구가 선행되어야 한다고 생각합니다.

4. 한의학의 과학화를 위해 극복해야할 현실적 문제는 무엇입니까?

● **학생** : 한의학의 과학화를 위해 극복해야 할 현실적 문제는 무엇이라고 생각하십니까?

▶ **최** : 극복할 문제라기보다는 한의치료기술의 기전연구에 많은 시간을 보낸 비한의학전공자로서 생각한 바를 말씀드리는 것이 나을 듯합니다.

첫째, 한의학적 지식은 많은 영감을 주므로 이를 적극 활용하여야 합니다. 오랜 세월에 걸쳐 정제된 내용을 담고 있는 한의학 문헌은 연구자에게 많은 영감과 아이디어를 제공합니다. 앞선 하비의 예에서 봤듯이 고전은 사람의 몸에 대한 새로운 관점을 제공합니다. 또 실용적인 면에서도 도움이 됩니다. 실험에는 본격적인 실험이전에 하는 예비실험이라는 것이 있습니다. 약물이나 치료기술의 효능을 일차적으로 점검하는 과정으로 의외로 많은 시간을 필요로 합니다. 포장된 지식과 정확한 지식을 구분할 줄 아는 깊은 한의학적 조언과 성찰은 이러한 시간적 낭비를 피하게 해 줍니다. 이를 위해서는 교묘히 포장된 형식 속에 감춰진 거짓을 인식할 줄 알아야 하며, 한의학의 우주론적 이론 하나로 질병과 치유를 설명하기에는 몸의 실체적 기능이 구체적이고 다양하다는 점을 알고 있어야합니다.

둘째, 기존 한의학적 패러다임에 안주 하려는 유혹에서 벗어나야 합니다. 학문은 어느 시점에서는 혁명적으로 진보합니다. 그런데 이를 위해서는 선험자에 의한 지식의 축적, 지식 전달 매체의 발달, 활발한 토론과 검증 등의 전제 조건이 갖추어져야 합니다. 오늘날처럼 한의학에 대한 일반인의 관심이 높고 우수한 인재가 모여든 적은 없었습니다. 그러나 스스로의 원리를 과학적으로 검증하기보다는 관념적인 토의에 많은 시간을 소모하지 않을까 걱정입니다. 기존 한의학적 원리에 안주하여 일정 집단 안에서만 소통되는 패러다임에 만족하며 안주한다면 한의학의 발전은 도모하기 어렵습니다.

셋째, 너무나 많은 한의학적 지식을 내려놓아야 합니다. 한의학적 원리는 참으로 매력적이며 아름다운 체계를 가지고 있습니다. 의외로 간단한 주요 개념으로 자연은 물론 사람 몸의 질병과 치유에 응용하고 있습니다. 그러나 주요 개념의 하위에는 너무 많은 개별적 지식을 포함하고 있으며, 이는 과학적으로 검증하기에는 버거운 지식체계입니다. 흔히 과학과 기존 신념에 대해서 코페르니쿠스의 일례를 듭니다. 코페르니쿠스가 아리스토텔레스의 자연관에 따른 행성 운동이론을 수정하려다 교회와의 싸움으로 끝내 화형을 당한 것은 잘 알려진 사실입니다. 신학자들이 자신의 교리만 맹목적으로 따랐을 뿐 자연의 법칙에 얼마나 눈이 멀었는지를 보여 주는 이런 예는 역사적으로 수없이 반복됩니다. 미신과 신화는 증거에 의해 지탱되지 못하며 결과를 도출하지 못한다는 점에서 과학과 구별 됩니다. 과학은 절대적 진리(absolute truth)를 받아들이지 않으며 언제나 수정이나 교체가 가능합니다. 한의학적 원리도 예외는 아닙니다.

넷째, 정확한 과학적 방법론을 견지해야 합니다. 과학은 검증된 결과를 얻기 전에 먼저 답을 - 예를 들어 옛날 책에 기재된 사실을 수용하는 자세를 - 가지면 비과학(nonscience)으로 봅니다. '과학적'이라는 말의 핵심 의도는 검증에 있으며, 따라서 어떤 개념이라도 과학적 지지를 받으려면 과학적 방법에 의해 검증을 받아야 합니다. 그러므로 한의학적 원리를 무조건 수용하려는 피동적인 자세는 비과학적입니다. 정확한 과학적 방법론을 따라 인과관계(cause-effect relationship)가 있는 관찰가능한 자연질서(obserable natural order)를 도출하고, 이를 과학적 한의학 지식으로 쌓아가야 합니다.

다섯째, 과학화가 한의학 고유 이론을 훼손할 수도 있다는 각오를 하여야 합니다. 앞서 말씀드렸듯이 많은 사람이 침의 효능에 대한 연구를 하고 있습니다. 하지만 생의학적 관점을 가진 연구자들은 침의 효능기전 설명에 경락체계를 인용하지 않습니다. 여러분들이 열심히 배우고 있는 혈 자리의 고유한 기능도 인용하지 않습니다. 단지 매력적인 한의학적 이론체계를 만든 지혜로운 선인들에 대해 경의를 표할 뿐입니다. 그리고 자신들의 언어, 즉 생의학적 언어로 침의 효능기전을 설명하고 있습니다. 이처럼 기존의 지식은 항상 새로운 과학적 지식에 의해 부정되고 대체될 수 있음을 인정하는 자세가 무엇보다 중요합니다.

Ⅳ. 개인적으로 당면한 문제

에 관한 질문과 대답

1. 졸업 후 진로를 선택할 때 고려해야 할 사항은 무엇입니까?

▶ 백 : 자신의 적성과 경제적 상황 두 가지가 가장 중요하겠죠. 한의학 전공을 활용할 경우, 진로는 기초연구자・임상연구자・임상한의사의 세 가지로 크게 나눌 수 있습니다. 한의과대학의 기초학 분야 교수나 한국한의학연구원 소속 연구원이 기초연구자의 대표적 경우에 해당하는데, 기초 교수의 주요 직무는 교육과 연구이고 연구원의 주요 직무는 연구입니다. 공부를 좋아하면서 동시에 학생들과 어울리며 지식 전달하는 일이 적성에 맞으면 교수를, 공부만을 좋아하면 연구원을 선택하는 것이 좋습니다. 대학과 연구원을 상대적으로 비교할 때, 대체로 급여는 연구원이 높고 직장의 안정성과 자율성은 대학이 더 높습니다.

다음으로 임상연구자에 대해 살펴보면, 대학병원에서 진료와 교육을 병행하는 병원 교수가 대표적입니다. 기초 교수와 구분해 임상 교수라고 부르는데 진료・교육・연구를 수행합니다. 연구도 하고 싶지만 환자도 직접 치료하고 싶은 사람에게 알맞은 일입니다. 강의에 더해 정해진 시간에 해야 할 진료라는 업무가 있기 때문에 기초 교수에 비해 시간 활용 면에서 상대적으로 자율성이 떨어지는 반면 진료 수당을 받기 때문에 급여는 더 높습니다.

임상한의사란 환자 진료 업무만을 수행하는 경우를 말하는데 졸업 후 개원하거나 월급 의사가 되는 다수의 한의사가 이에 속합니다. 책이나 학생들을 만날 때보다 환자 치료에서 더 큰 보람을 얻는 사람에게 적합한 일입니다. 월급쟁이인 연구자에 비해 돈을 더 많이 벌 확률이 높습니다.

추가로 한 마디 덧붙이면, 기초 분야든 임상 분야든 교수가 되기를 원하는 사람은 자신의 적성과 경제적 상황에 더해 '가능성'이라는 한 가지 요소를 더 생각해야 합니다. 교수가 되고 싶어 하는 사람은 많은데 자리는 현저히 부족하기 때문입니다. 그러므로 자신이 박사 학위와 전문의 자격을 딸 시점을 전후해 자신의 세부 전공 분야에서 교수를 추가로 선발할 가능성 여부를 따져봐야 합니다. 지도교수의 퇴직 시기를 미리 알고 해당 전공을 선택하는 것도 좋은 방법 중 하나입니다.

2. 경제적 측면에서의 한의사의 전망은 어렵습니까?

▶ 백 : 목표 수익이 얼마냐에 따라서 다릅니다. 예를 들어 저 같은 경우는 월급여가 실제 수령액 기준으로 4백만 원 조금 넘는데, "6년 동안 힘들게 한의학 공부하고, 이후 석·박사까지 하고서 받는 월급으로는 적다."라고 생각할 수도 있고 "내가 하고 싶은 공부 내가 좋아서 하는데 개인 연구실도 주고 컴퓨터 등의 비품도 주고 생활비도 주니 정말 고맙다."라고 생각할 수도 있습니다. 임상의도 마찬가지겠죠. 가령 저와 비슷하게 월 4백만 원을 번다면, 이 정도 수입이면 기대보다 적다고 불만을 가질 수도 있고 "환자 치료의 보람과 생활비를 같이 얻으니 고마운 일이다."라고 기뻐할 수도 있을 것입니다. 한 달에 천 만 원 이상의 수입을 바란다면 한의사의 전망이 어렵다고 봐야겠지만 제 월급 정도에 만족하는 사람이라면 그렇지 않다고 말씀드리고 싶습니다.

3. 한의학 개념이 전혀 이해되지 않는데 학년이 올라가면 달라집니까?

▶ 백 : 수학은 구구단을 모른 채 학년이 올라가도 어느 순간 구구단을 알게 됩니다. 하지만 한의학은 그렇지 않습니다. 개념을 정확하게 이해하지 못하면 '익숙해지고 친해지기는' 하지만 끝내 모르게 됩니다. 그러니 모르면 생각해보고, 그래도 모르면 선배나 교수에게 물어서 하나하나 개념을 명확하게 정리해 가셔야 합니다.

4. 한의학 개념이 아무 의심 없이 받아들여지는 제게 문제가 있습니까?

▶ 백 : 한의학과에 들어와 처음 접하는 동양철학과 한의학적 사유 방식 및 개념 때문에 어려워하는 동기들이 많은데 학생은 그렇지 않아서 혹시 자신이 이상한 것 아니냐고 묻는 것이죠? 뭐든지 천재적으로 받아들이는 사람이거나 타고나기를 한의학적 사유 방식에 적합하게 타고났기 때문이라면 아무 문제없습니다. 오히려 한의학과에 오기를 정말 잘했다고 축하받아야죠. 하지만 아무 생각이 없어서, 그러니까 아는 것도 모르는 것도 아닌 상태에서 별 비판 없이 학교에서 가르치니까 그냥 외우고 받아들이는 것이라면 문제입니다. 합리적 의심과 비판을 통해 기존에 익숙해 있던 서양의학과의 차이점을 이해해야 한의학의 장단점을 정확히 인지하고 올바른 한의학을 할 수 있기 때문입니다. 그렇다고 해서 일부러 고민을 만들 필요는 없습니다. 타고난 재능이라면 그냥 그대로 넘어갈 것이고, 만약 비판 의식의 결여 때문이라면 때가 되면 언젠가는 크든 작든 한 번 고민을 겪게 될 터이니 지금은 일단 받아들여지는 대로 받아들이시면 됩니다.

5. 한의학적 관점을 가질 수 있는 학습 방법 및 추천 도서는 무엇입니까?

▶ 백 : 『우주변화의 원리』나 『역학원리강화(易學原理講話)』 같은 동양철학 관련 책을 읽어야 한다고 주장하는 분들도 계실 것입니다. 하지만 전 그런 방법에 반대합니다. 너무 멀리 돌아가는 길이라 생각하기 때문입니다. 사실 한의학적 관점이라는 것이 어렵다면 어렵지만 또 쉽다면 쉽습니다. 옛 명의가 바라본 대로 인간과 질병을 바라보고 약과 침을 사용하면 됩니다. 그런 측면에서 저는 한의학적 관점을 얻으려면 그러한 관점으로 쓰인 의서(醫書), 그 중에서도 한 사람이 한의학 전 분야에 대해서 쓴 종합의서를 읽는 길이 가장 빠른 방법이라고 생각합니다. 그래서 『경악전서』를 권하고 싶습니다. 방대한 책이니까 굳이 원문으로 읽지 않으셔도 됩니다. 원문으로 읽으려다보면 몇 페이지 못 읽고 포기하게 될 가능성이 높습니다. 그러니 번역본으로 시작하십시오. 약재와 처방이 나오기 때문에 저학년에게는 어려울 수도 있습니다. 상관없습니다. 모르면 모르는 대로 처음부터 끝까지 읽어보십시오. 너무 내용이 많아서 구체적 내용이 잘 기억나지 않아도 좋습니다. 그래도 끝까지 읽으십시오. 중요한 것은 한의학 이론과 임상의 전모를 파악하는 것입니다. 그러므로 목차를 따로 복사해 현재 읽는 부분의 위치를 확인해가면서 처음부터 끝까지 읽고 전체 흐름을 파악하십시오. 흐름이 파악되면 그 책 저자의 한의학적 관점의 큰 틀은 얻은 것입니다. 그 다음은 자유롭게 활용 가능할 때까지 『경악전서』를 계속 읽든 『동의보감』을 읽든 아니면 한방병원 처방집을 읽든 알아서 부족한 공부 더 하시면 됩니다.

한마디 더 덧붙이면, 『경악전서』는 주로 약 처방에 치우친 책이므로 침 치료법에 대한 각론을 얻기는 어렵습니다. 이를 보완해 주는 책으로 『동양의학혁명 40일 강좌(총론 및 각론)』와[16] 『사암침법의 체계적 연구』를[17]

추천합니다. 옛 의서가 아니라 1980년대 이후의 최근 책이기는 하지만, 또 조선 시대 중기부터 시작된 한국 고유의 사암침법이 비록 360여개의 정경혈(正經穴 : 12경락과 임・독맥의 혈) 전부를 대상으로 한 침법은 아니지만, 이 두 종류의 침구서를 읽고 나면 경락의 개념을 이해하고 동시에 침 치료의 핵심 요혈(要穴)인 오수혈(五輸穴)의 활용에 대해 이해할 수 있을 것입니다. 그리고 이를 침구학 공부의 기본 뼈대로 활용할 수 있을 것입니다.

---

16) 김홍경 지음. 동양의학혁명 40일 강좌(총론). 신농백초 출판사. 서울. 1989.
김홍경 지음. 동양의학혁명 40일 강좌(각론). 신농백초 출판사. 서울. 2009.

17) 조세형 지음. 사암침법 체계적 연구. 성보사. 서울. 1986.

6. 『주역(周易)』이나 상수학(象數學)의 임상적 효용성은 얼마나 됩니까?

▶ 백 : 한 때 『주역』으로 한의학을 설명할 수 있으리라 생각한 적이 있었습니다. 하지만 지금은 그렇게 생각하지 않습니다. 『주역』에 수록된 음양(陰陽) - 사상(四象) - 팔괘(八卦) - 64괘(卦)는 우주와 만물의 구조 및 현상을 2범주 - 4범주 - 8범주 - 64범주로 나누어보는 기본 틀을 제시합니다. 따라서 주역은 그 자체로 재밌는 공부꺼리이고 또 몇 가지 범주 개념이 한의학에 많은 영향을 미친 것도 사실입니다. 하지만 한의학을 잘 하기 위해서 어렵기로 소문난 주역을 따로 공부하실 필요는 없습니다. 필요한 개념은 한의학에 이미 충분히 녹아 있기 때문에 한의학 자체를 공부하시면 됩니다. 질문의 주제에 직설적으로 답을 드리자면, 주역의 임상적 효용성은 없다고 생각합니다. 주역의 괘상을 임상 진료에 활용하는 분이 있다는 소문을 들은 적은 있지만 직접 본 적이 없고, 저 역시 주역을 임상에 활용한 적도 없고 방법도 없을 것이라 생각하기 때문입니다.

부호(혹은 기호)와 숫자를 이용해 우주의 진리를 탐구하는 상수학 역시 마찬가지입니다. 일부 내용이 한의학에 유입되었음은 분명한 사실이지만 상수학 자체는 비의학적 내용으로 가득 차 있기 때문에 굳이 따로 공부할 필요가 없습니다. 임상적 효용성 역시 없습니다.

7. 한의학에 대한 의지를 변함없이 유지하려면 어떻게 해야 합니까?

▶ 백 : 그런 질문하는 것을 보니 한의학과 입학 후 여러 가지 고민이 있었나 봅니다. 한의학과에 입학 했는데 교수들은 한의학의 단점에 대해 이야기하고, 교과과정에는 해부학이나 분자생물학 같은 양방교과목이 포함되어 있으니 아마도 "내가 기대했던 한의학은 이런 것이 아니었는데 ------."라는 혼란이 생겼을 것입니다. 뭐든 기대와 실제는 다르기 마련입니다. 또 교수들이 한의학 단점을 이야기하는 것은 장점에 대한 확신을 가진 상태에서 더 나은 한의학을 만들기 위해 나아갈 바를 제시하는 것입니다. 그리고 교과과정에 양방교과목이 있는 이유는 비주류의학인 한의학이 세상과 소통하기 위한 어쩔 수 없는 선택입니다. 이 점을 먼저 이해하신 후, 한의학에 대한 애정과 확신이 깊은 선배나 교수를 만나 자주 이야기하시길 권합니다. 학생보다 먼저 그 길을 걸어간 사람이라면 분명히 학생의 의지를 북돋워줄 수 있을 것입니다.

8. 저도 『정석 수학』을 풀어야 합니까?

▶ 백 : 일전에 말씀드렸던 것처럼 저는 한의학과에 입학한 후 『정석 수학』을 꽤 자주 풀어봤습니다. 처음 배우는 한의학 개념이 아무리 공부해도 이해되지가 않아서 "혹시 내 머리에 문제가 생겼나?"라는 생각으로 수학 문제를 풂으로써 내게 아무런 문제가 없음을 확인하곤 했었습니다. 그런데 『정석 수학』을 아무리 많이 풀어도 한의학 개념이 알아지는 것은 아니었습니다. 그러니 수학 문제를 풀지 마시고 이해 안 되는 한의학 개념에 대해 나름대로 충분히 고민한 후 해당 과목 담당 교수님을 찾아가서 여쭈어보십시오. 저처럼 엉뚱한 짓을 하며 자기 위안을 얻는데 만족하지 말고 문제에 직접 부딪혀 해결하시란 뜻입니다.

9. 한의대생들이 방학 때 해야 할 일과 하지 말아야 할 일은 무엇입니까?

▶ 백 : 체력 회복을 위한 휴식, 건강 증진을 위한 운동, 연애·독서 등의 취미 활동, 유흥, 친구 만나기, 인격 함양, 부족한 과목의 보충 공부를 해야 할 일로 꼽을 수 있습니다. 할 일이 무척 많으니까 자기 상황에 맞게 시간 배분은 해야겠죠. 하지 말아야 할 일로는 개인의 도덕적 가치에 어긋나는 일, 사랑하는 사람이 싫어하는 일, 현행법에 위반 되는 일 정도를 꼽을 수 있을 것 같습니다.

10. '나만의 한의학'이 혹시 환자들에게 해가 되지는 않겠습니까?

▶ 백 : 한의사 개인이 선호하는 학설을 위주로 한의사 개인의 감각과 판단에 의존해 임상을 해야 할 부분이 분명히 있습니다. 아마도 이런 부분을 '나만의 한의학'이라 표현하고 혹시나 그 과정에서 환자에게 잘못된 진료를 하지 않을까, 라고 걱정하시나 봅니다. 그런데 그러한 걱정은 '나만의 한의학'을 할 때만 하는 것이 아닙니다. 표준화된 치료법이라고 교과서에 명시되어 있는 내용을 환자에게 시술할 때에도 "과연 이 치료가 이 환자에게도 맞을까?" 라는 걱정을 해야 하는 것이 바로 임상 한의사의 숙명입니다. 그리고 그 우려를 최대한 줄이기 위해 열심히 공부하는 것입니다. 그러니 걱정 대신 폭넓게 배우고 세밀하게 익히는데 역점을 두시길 바랍니다.

11. 교과과정 외에 어떠한 노력을 더 해야 합니까?

▶ 백 : 어떤 노력을 실천하기 전에 먼저 자신의 지향점과 부족한 점에 대해 생각해봐야 합니다. 예를 들어 인술(仁術)을 베푸는 한의사가 지향점인데 인격이 부족하다면 인격 함양에 힘을 기울여야 하고, 실력 있는 한의사가 지향점인데 학업 성취도가 낮으면 성적 향상에 힘을 기울여야 합니다. 돈 버는 한의사가 지향점이면 돈 잘 버는 한의원에 찾아가서 허드렛일이라도 하며 비법을 배우거나 혹은 경영학 공부를 하면 되리라 생각합니다.

12. 교수님께서 1학년으로 입학한다면 자신의 미래를 위해 무엇을 준비하시겠습니까?

▶ 백 : 우주의 일부로서의 인간 존재의 의의, 그 인간 중 한명으로서의 나라는 개인의 존재 의의, 인간에게 의학이 갖는 의의, 의학 중 한 종류로서의 한의학이 갖는 의의를 먼저 이해한 후 학과 공부를 열심히 하겠습니다. 만약 쉽지 않다면 목표를 조금 더 현실적으로 고쳐서, 동기들과의 사이에서 인간관계를 배우고 풍부한 연애 경험을 통해 평생의 배우자를 찾으면서 학과 공부를 열심히 하겠습니다. 동시에 사회에 진출한 선배들의 모습을 통해 진로를 탐색하겠습니다.

13. 한의학과 박사과정을 마치면 어떤 부분에서의 경쟁력을 갖게 됩니까?

▶ 백 : 한의학과 박사과정을 마치면 당연히 한의학 분야에서의 전문성이 높아집니다. 이걸 몰라서 물었다기보다는 진로 선택에서 구체적으로 어떤 경쟁력을 갖는지를 묻는 것 같으니 이에 대해 말씀드리겠습니다. 기초교수가 되려면 박사학위가 필수적이고 임상교수가 되려면 한방전문의 자격이 필수적입니다. 일반 연구원의 경우에도 박사학위가 있으면 직위와 급여가 올라갑니다. 임상한의사의 경우에는 박사학위가 환자들의 신뢰를 얻는데 조금 더 도움이 되리라 생각합니다.

14. 졸업 후 환자를 바로 보기 위한 임상 경험을 재학 중에 어떻게 길러야 합니까?

▶ 백 : 한의학과든 의학과든 치의학과든 졸업 후 바로 임상을 하기는 쉽지 않습니다. 임상 실습 과목을 이수하기는 하지만 교수님의 진료를 참관하는 것과 직접 진료를 주관하는 것은 완전히 다르기 때문입니다. 이 때문에 한의학과 졸업 후 수련의 과정을 밟거나 흔히 부원장이라 부르는 월급 의사로 근무하면서 임상 경험을 쌓는 것이 일반적입니다. 재학 중에는 기초 및 임상 이론 학습에 대부분의 시간을 쓸 수밖에 없어 아무래도 충분한 경험을 쌓기가 힘들기 때문입니다. 그럼에도 불구하고 재학 중에 어떤 형태로든 임상 경험을 쌓고 싶다면 자신이나 동기에게 침과 약을 많이 써보는 방법이 있습니다. 물론 한의사 면허를 소지한 졸업 선배나 지도교수의 도움을 받아야겠죠.

15. 교수님께서는 일상생활에서 접하는 사물과 상황을 모두 한의학적 관점으로 바라보십니까?

▶ 백 : 그렇지 않습니다. 한의학을 강의하거나 한약 및 침 처방을 쓸 때는 한의학적 관점에 최대한 가까이 가려고 노력합니다만 그렇지 않은 경우에는 이 시대의 평범한 사유 방식으로 세상을 바라봅니다. 예를 들어, 신호등 불빛은 건너야할지 말지를 알려주는 도구로 볼 뿐이지 "초록색 불빛은 목기(木氣)를 나타내는 파란색과 토기(土氣)를 나타내는 황색이 섞인 색 즉 목과 토가 섞인 색으로 안정적 생명력을 의미하니까 안전하게 길을 건널 수 있음을 알려주고, 빨간색 불빛은 화기(火氣)를 나타내는 색으로 긍정적으로는 정열을 상징하지만 부정적으로는 분노와 충돌을 상징하므로 길을 건너서는 안 된다는 위험을 알려준다."라고 생각하지는 않습니다. 다시 말해서 한의학자일 때는 한의학적 관점을, 일반인일 때는 일반인적 관점을, 남편일 때는 남편적 관점으로 살아갑니다.

16. 한의학과 서양의학의 다른 사유 체계를 받아들이기 위해 교수님께서는 어떤 노력을 얼마나 오래 하셨습니까?

▶ 백 : 처음 한의학과에 입학해서 배운 한의학개론 과목은 제게 충격과 경악 그 자체였습니다. 무슨 말인지 도저히 이해가 안 됐습니다. 그래서 그 때부터 졸업할 때까지 학교 공부는 진급할 수 있을 만큼 최소한으로만 하고 나머지 시간은 노자 사상 · 인도의 명상법 · 불교의 화두법 · 유학의 『주역』 · 관상 및 사주법 등의 공부에 투자했습니다. 또 『내경지요(內經之要)』 · 『소문현기원병식(素問玄機原病式)』 · 『유문사친(儒門事親)』 · 『소문대요(素問大要)』 · 『방약지침(方藥指針)』 · 『의학심오(醫學心悟)』 등의 의서(醫書)도 두루 읽었습니다. 얼핏 생각하는 게 이 정도니까 실제로는 아마 더 많았을 것입니다. 이런 노력은 졸업 후에도 계속했는데, 어느 정도 나름의 틀이 잡힌 시기는 졸업한 지 10여년이 지난 37 - 38세쯤이었던 것 같습니다.

혹시나 해서 한 말씀 덧붙이면, 제 방법은 그다지 효율적이지 않았습니다. 그러니 절대 저를 따라할 생각은 마십시오. 여러분들에게는 '학교 공부 열심히 하고 혹 여유 있으면 한의학의 큰 틀이 보일 때까지 『경악전서』 한 권만 열심히 읽는 쪽'을 권하고 싶습니다.

17. 치료의 대가로 돈을 받는다는 것이 썩 유쾌하지 않습니다. 스스로 납득할 수 있는 적정 기준을 찾을 수 있겠습니까?

▶ 백 : 임상한의사가 적성에 맞지 않는 마음 상태의 예를 들어보라면, "치료의 대가로 돈 받는 것이 맘에 거슬린다.", "환자가 낫는 것은 당연하게 받아들이고, 낫지 않을 경우에는 큰 죄책감을 느낀다.", "환자 보는 것보다 책 보는 것을 더 좋아한다."를 우선 들 수 있습니다. 물론 "환자가 다 돈으로 보인다."거나 "낫든 안 낫든 상관없다."처럼 말할 필요도 없는 경우는 제외하고 말입니다. 학생의 경우에는 그 첫 번째 경우인데 제 생각에는 두 가지 해결책이 있습니다. 첫 번째는 큰 병원이나 기관에 소속된 월급쟁이 의사로 일하는 것입니다. 환자에게 받는 돈이 내 수익과 직접 연결되지 않기 때문에 한결 맘편히 진료에 집중할 수 있습니다. 두 번째는 환자를 진료하지 않는 기초 연구에 종사하면서 틈틈이 의료봉사활동을 하는 것입니다. 이 외에 다른 방법이 있을 수도 있겠지만 지금 제게는 우선 이 두 가지 방법이 떠오르네요.

18. 사주(四柱)에서 부족한 기운을 채우는 방법이 있습니까?

▶ 백 : 부모님께서 혹은 본인이 친구랑 사주를 봤는데 특정 기운이 부족하다고 했나보죠? 예를 들어 사주보는 사람이 목기(木氣)가 부족하다고 했는데 그 부족한 목기를 어떻게 채우느냐, 라는 질문이죠? 저는 사주를 믿지 않습니다. 그냥 믿지 않는 정도가 아니라 옳지 않다고 생각합니다. 그래서 이렇게 대답 드리고 싶습니다.

"가만히 앉아서 고요히 자신을 돌이켜보세요. 그냥 머릿속으로 생각해봐도 되고 일기장을 뒤적거려도 되고 연습장에 지나온 시간의 큰 사건들을 하나씩 써가며 돌이켜봐도 됩니다. 혹은 아주 친한 친구나 부모님과의 대화를 통해 돌이켜봐도 됩니다. 그러면 그 과정에서 자신에게 부족한 부분과 좋은 부분이 떠오를 것입니다. 바로 그 부족한 부분은 채우고 좋은 부분은 키워가세요. 식사가 불규칙해 소화상태가 안 좋으면 식사를 규칙적으로 하고, 라면을 많이 먹어 속이 불편하면 밥을 챙겨 드세요. 걸치면 다 옷인 줄 알고 입는다는 말을 들었으면 패션에 좀 더 신경을 쓰고 피부가 거칠어 보인다고 하면 화장품을 잘 바르세요. 참을성이 없으면 참을 '인(忍)'자를 하루에 백번씩 쓰고 체력이 약하면 하루 30분씩 매일 걸으세요. 자신을 전혀 모르는 낯선 사람 - 사주 봐 주는 사람 - 에게 자신을 맡기지 말고 스스로 자신을 파악하고 스스로 책임지시길 바랍니다."

19. 한의학적 관점에서 잘 어울리는 배우자가 있습니까?

▶ 백 : '한의학적 관점'을 적용해야 할 때가 있고 '배우자 선택의 관점'을 적용해야 할 때가 있습니다. 진료할 때는 한의학적 관점을 이용하고 결혼할 때는 배우자 선택의 관점을 이용해야 합니다. 학생이 원하는 배우자상이 있을 테니 거기에 맞는 사람을 선택하면 됩니다. 예를 들어, "가난해도 사람만 반듯하면 된다."라고 생각하면 그런 조건에 맞는 사람을, "성질이 더러워도 예쁘면 좋다."라고 생각하면 또 그런 조건에 맞는 사람을 선택하면 됩니다. 연애하면서 하나하나 알아가고 맞춰가며 배우자를 선택하면 된다는 뜻입니다.

이런 질문이 나오는 이유는 '한의학적 관점'이 뭔지 정확히 모르다보니 뭔가 신비롭게 여겨서입니다. 하지만 사실 조금만 생각해보면 참 우스운 질문임을 알 수 있습니다. 양방의사에게 "서양 의학적 관점에서 잘 어울리는 배우자가 있습니까?"라고 물어본다고 생각해보십시오. 우습지 않습니까? 한의학은 사주나 관상과는 완전히 다른 실용적이고 과학적인 학문입니다. 방금 학생의 질문은 한의학을 막연한 신비로 오해한데서 나온 것임을 인지하셨으면 합니다.

20. 김남수 씨의 의술에 대해서 어떻게 생각하십니까?

▶ 백 : 의술의 깊이나 진위 여부에 상관없이 전 김남수 씨가 무면허 의료 행위자를 마구 양산하는 행위에 대해 상당히 부정적으로 생각하고 있습니다. 백 번 양보해서 개인적으로 효율적인 치료 기술을 갖고 있다고 인정한다손 치더라도 이를 임의로 가르쳐 그 제자들로 하여금 무면허 의료 행위를 하게끔 원인 제공을 하는 행위는 아주 위험한 일입니다. 인체와 질병에 대해 체계적으로 배우지 않은 무면허권자가 의료 행위를 하면 설사 몇 건의 기적적 치료 효과가 있다하더라도 숨겨진 수 만 배의 부작용이 있기 마련입니다. 그렇기 때문에 국가에서 엄격한 의료 면허 제도를 운영하는 것입니다.

혹시 자신의 기술이 사장될까봐 염려스럽다면 제도권 의학에 편입시키려 노력하면 될 일입니다. 김남수 씨에게 뜸을 배운 한의사 제자도 꽤 된다고 들었습니다. 그 사람들에게 기술을 전수하고, 그들은 자신들이 배운 뜸 기술을 책 발간이나 학회 설립 등을 통해 확산시키면 됩니다. 만약 동료 한의사들이 인정할 만큼 효율적이고 독특한 뜸 치료 기술이라면 무면허권자가 아니라 면허권자인 한의사들에 의해 안전하고 폭넓게 시술될 것입니다. 왜 이런 큰 길을 두고 뒷길을 고집하는지 도무지 이해할 수가 없습니다.

21. 학창시절 중 어떤 과목이 제일 재밌었습니까?

▶ 백 : 예과 때 배웠던 발생학과 동양철학 과목이 제일 흥미로웠습니다. 이유를 묻는다면, “글쎄요, 그냥 재밌었습니다.”라고 답하겠습니다.

22. 한의학을 선택한 후 단 한 번도 후회한 적 없으십니까?

▶ 백 : 후회한 적 많습니다. 특히 양방의사에 비해 제도적 경제적 지위가 낮음을 인식하게 될 때마다 “그때 의대에 갔더라면 ------.”라는 생각을 하곤 했고, 지금도 가끔 합니다. 또 “다른 일을 했더라면 어땠을까? 예를 들어, IT 전문가나 물리학자가 되었더라면, 혹은 서양철학을 전공했더라면 재밌었겠다.”라는 생각도 합니다. 다른 삶에 대한 생각은 살아가며 당연히 하기 마련입니다. 하지만 학생 질문의 의도는 “한의학에 대해 얼마나 만족하느냐?”인 것 같으니 이에 맞춰 대답하겠습니다. “비록 하고 싶은 다른 일들이 많음은 사실이지만 현실적으로는 어차피 한 가지를 선택할 수밖에 없으니 설령 예전으로 돌아간다고 해도 다시 한의학을 선택하겠다.”라고 생각할 정도로 만족하고 있습니다.

23. 인간관계에서의 상생(相生)과 상극(相克) 관계를 어떻게 유지해야 합니까?

▶ 백 : 『맹자(孟子)』에 이런 이야기가 나옵니다. "내가 예로 대해도 내게 나쁘게 대하는 사람이 있다면, 혹시 자신에게 부족함이 있는지 반성하고 더욱 예로 대하라. 만약 그래도 나쁘게 대하는 사람이 있다면 짐승 같은 사람이니 가까이 하지 말라."[18] 제 생각도 비슷합니다. 좋은 사람은 가깝게 지내고 싫은 사람은 멀리 하면 됩니다. 다만 '좋은 사람'과 '나쁜 사람'의 분별 기준이 이왕이면 '자신의 이익'이 아니라 '보편적 인격'이었으면 좋겠습니다.

24. 한의학 전공자 중 가장 특이한 분야로 진출한 분으로 누굴 꼽으시겠습니까?

▶ 백 : 한의학을 전공하고 나서 한의학 연구나 임상 활동에 종사하지 않는 사람이라면 '모두' 가장 특이한 경우라고 생각합니다. 힘들게 배운 귀한 기술을 쓰지 않기 때문입니다. 그 외에는 한의학과 졸업생 중 절대 다수가 선택하는 임상한의사의 길이건 세계보건기구 전통의학 분과에서 일하는 경우처럼 새로이 개척하는 길이건 모두 자기의 적성과 소신에 맞춰 가는 길이지 특이한 분야라고 생각하지는 않습니다.

---

18) 맹자 지음, 박경환 옮김. 맹자. 홍익출판사. 서울. 2011.

25. 직업적 가치, 소명의식, 보람 등의 측면에서 한의학의 강점은 무엇입니까?

▶ 백 : 사람마다 차이가 매우 큽니다. "내가 전생에 나라를 구했나보다."라고 생각할 정도로 만족하는 사람도 있고 "내가 전생에 무슨 죄를 지었길래 한의사가 되었을까?"라고 생각하는 사람도 있습니다. 그러니 본인의 기준이 뭔지를 먼저 확인하시길 바랍니다. 자기 기준이 명확해지면 직업적 가치, 소명의식, 보람 등의 측면에서 한의학이 강점이 있는지 아니면 반대로 약점이 있는지를 대략 짐작할 수 있을 것입니다.

26. 1학년들이 선배에게 물어 한약을 지어 먹는 것에 대해 어떻게 생각하십니까?

▶ 백 : 이왕이면 임상교수님이나 지도교수님께 여쭤보는 편이, 혹은 졸업한 선배에게 문의하는 편이 좋다고 생각합니다만 재학 중인 선배에게 물어보고 실습 삼아 한약 복용하는 것도 괜찮다고 생각합니다. 다만 아직은 무면허 의료 행위니까 동료들 간의 실습으로 범위를 한정해야겠지요.

27. 한의사로서의 인격은 어떻게 길러야합니까?

▶ 백 : 사람으로서, 그리고 한의사로서 갖춰야할 인격에 대해서는 이미 다 알고 있지 않습니까? 정직, 신의, 진리 추구, 예의, 존중, 관대, 배려, 공존 등 현재 알고 있는 바대로 실천하려 노력하면 그 과정에서 인격은 자연스레 길러집니다.

28. 교수님 한의학 인생에서의 책 한 권은 무엇입니까?

▶ 백 : 여러 책에서 골고루 많은 가르침을 받았지만 가장 영향을 많이 받은 책은 본과 3학년 때 읽은 『동양의학혁명 총론』입니다. 본과 3학년임에도 불구하고 그 때까지도 갈피를 잡지 못하던 시절의 제게 한의학 및 동양학에 대한 자신감과 새로운 시각을 심어준 감사한 책입니다. 한의학 주류 이론과의 거리가 적지 않다는 단점이 있습니다만 경락 해석 및 사암침법 활용에 대한 실용적 지식과 함께 한의학과 동양학에 대한 여러 가지 흥미로운 내용을 담고 있는 좋은 책입니다.

29. 명의(名醫)들의 의료 기술이 전수되지 않는 이유는 무엇입니까?

▶ 백 : 혼자만 해 먹으려고 욕심을 부리거나 아니면 제대로 전수받을 올바른 제자가 없기 때문이겠죠. 그런데 예전과 달리 요즘은 의료 정보 공유와 확산의 필요성을 공감하는 분위기니까 좋은 의료 기술이 그냥 사라지는 경우는 점점 없어지는 추세라고 생각합니다.

30. 한의학과 학생들이 사교육을 받는 이유는 무엇입니까?

▶ 백 : '학교교육으로는 모자란다고 생각하기 때문'이라는 이유가 제일 크겠죠? 또 거의 대부분이 인턴과 레지던트의 수련의 과정을 거치며 임상 기술을 체화(體化)하는 양방의사와 달리 한의사들 중 다수가 수련의 과정을 거치지 않기 때문임도 주요한 원인 중 한 가지라고 생각합니다. 그리고 한의사들이 평생교육에 대한 의지를 강하게 갖고 있다는 것도 또 하나의 주요 원인입니다.

31. 경락이론을 부정하고 근육학 공부에 매진하는 경우를 어떻게 생각하십니까?

▶ 백 : 『황제내경』에는 경락이론 뿐 아니라 가장 통증이 큰 자리에 자침(刺鍼)하는 아시혈(阿是穴) 요법과 근육에 자침하는 경근(經筋) 요법에 대한 내용도 있습니다. 만약 근육학 공부를 열심히 해서 근육에 대한 지식이 많으면, 예를 들어 근육 내의 압통점(통증 유발점, 트리거 포인트)에 대한 지식이 많으면 이를 아시혈 요법이나 경근 요법에 응용할 수도 있으리라 생각합니다. 그래서 근육학 공부에 반대하지는 않습니다. 오히려 좋은 일이라고 생각합니다. 하지만 경락이론을 부정하고 근육학 공부를 하는 것은 가장 기본적 방법은 제쳐두는 격이기 때문에 문제가 있다고 생각합니다.

참고문헌

1. 가노우 요시미츠 지음, 한국철학사상연구회 기철학분과 번역. 중국의학과 철학. 여강출판사. 서울. 1993.
2. 강신익 지음. 몸의 역사 몸의 문화. 휴머니스트. 서울. 2007.
3. 김영식 편저. 과학사개론. 다산출판사. 서울. 1995.
4. 김용수 지음. 분석 의학을 통한 한의학의 이해. 들꽃누리. 서울. 2003.
5. 김홍경 지음. 동양의학혁명 40일 강좌(각론). 신농백초 출판사. 서울. 2009.
6. 김홍경 지음. 동양의학혁명 40일 강좌(총론). 신농백초 출판사. 서울. 1989.
7. 김희정 지음. 몸 국가 우주 하나를 꿈꾸다. 궁리출판사. 서울. 2008.
8. 네이버사전 (http://dic.naver.com)
9. 동양의학대사전편찬위원회 편저. 동양의학대사전(1 ~ 11). 경희대학교 출판국. 서울. 1999.
10. 맹자 지음, 박경환 옮김. 맹자. 홍익출판사. 서울. 2011.
11. 미국 질병통제관리국 (www.cdc.gov)
12. 박석련 지음. 경락의 실체. 태학사. 서울. 1997.
13. 사라 네틀턴 지음, 조효제 번역. 한울 아카데미. 서울. 2009.
14. 아커크네히트 지음, 허주 번역. 세계의학의 역사. 지식산업사. 서울. 1987.
15. 안네로제 지크 지음. 의학의 발견. 혜원출판사. 경기도. 2009.
16. 야마다 게이지 지음, 전상운 외 옮김. 중국의학은 어떻게 시작 되었는가. 사이언스북스. 서울. 2002.
17. 영림사 편집부 지음. 한의학용어대사전. 영림사. 2007.
18. 오국통 지음, 정창현 번역. 국역 온병조변. 집문당. 서울. 2004.
19. 오모다카 히사유키 지음, 신정식 번역. 의학의 철학, II. 범양출판사. 서울. 1991.
20. 운슐트 지음, 홍세영 번역. 의학이란 무엇인가. 궁리출판사. 서울. 2010.
21. 윤영주 편저. 한의학 탐사여행. u-북. 서울. 2008.
22. 이제마 지음, 김달래 편역. 동의수세보원초고. 도서출판 정담. 서울. 2001.

23. 이종찬 편저. 서양의학의 두 얼굴. 한울. 서울. 1992.
24. 임르 라카토스, 알란 무스그레이브 지음, 조승옥 외 번역. 현대 과학철학 논쟁 -비판과 과학적 지식의 성장. 민음사. 서울. 1990.
25. 장기성 지음, 정창현 외 번역. 한의학의 원류를 찾다. 청홍. 서울. 2008.
26. 전국 한의과대학 사상의학교실 엮음. 개정증보 사상의학. 집문당. 서울. 2011.
27. 전국한의과대학 생리학 교수 편저. 동의생리학. 집문당. 서울. 2008.
28. 전국한의과대학 원전학교실 편집. 난경. 법인문화사. 서울. 2010.
29. 조세형 지음. 사암침법 체계적 연구. 성보사. 서울. 1986.
30. 조지 M. 포스터, 바바라 G. 앤자슨 지음, 구본인 번역. 의료인류학. 한울. 서울. 1994.
31. 주일모 지음, 김남일 외 번역. 법인문화사. 서울. 2000.
32. 중의연구원, 광동중의학원 지음. 한종률 옮김. 한의학 명사 술어 사전. 논장출판사. 2010.
33. 진주표 편주. 임상활용 황제내경독송본. 법인문화사. 서울. 2009.
34. 토마스 S. 쿤 지음, 김명자 번역. 과학혁명의 구조. 동아출판사. 서울. 1995.
35. 한규성 지음. 역학원리강화. 예문지. 서울. 1997.
36. 한동석 지음. 우주변화의 원리. 대원출판사. 서울. 2001.
37. 한의학대사전 편찬위원회 지음. 한의학대사전(증보판). 정담출판사. 2010.
38. 헨릭 월프, 스티그 페데르센, 라벤 로젠베르 지음, 이종찬 번역. 의철학의 개념과 이해. 아르케. 서울. 2007.
39. 헨릭 R. 울프, 스티그 A. 페데르센, 라벤 로젠베르그 지음, 이호영, 이종찬 번역. 의학철학-대우학술총서426. 아르케. 서울. 1999.
40. Adrian White, Mike Cummings and Jacqueline Filshie. An introduction to western acupuncture. Churchill Livingstone. London. 2008.
41. Jacqueline Filshie and Adrian White. Medical acupuncture: A western scientific approach. Churchill Livingstone. London. 1998.
42. NIH Publication No. 94-066. Alternative medicine-Expanding medical horizons: A report to the National Institutes of Health on alternative medical systems and practices in the United States. U. S. Government Printing Office. Washington DC. 1994.

나가는 글

이 책을 집필하면서 제가 제일 먼저 느낀 것은 학생들의 답답한 마음이었습니다. 이러한 학생들의 마음을 느끼면서, 저 자신도 학창 시절 때부터 마음속에서 속 시원하게 정리하지 못했던 한의학과 관련된 여러 가지 사안들에 대해 다시 한 번 생각해 볼 수 있는 좋은 시간을 가질 수 있었습니다.

여기서 다룬 한의학과 관련된 여러 가지 사안들에 대해 이 책이 정답을 제시하고 있다고 생각하지는 않습니다. 다만 이 책을 함께 집필하신 교수님들과 이러한 사안들에 대한 의견을 공유하면서, 답답하고 불안한 마음을 가지고 있는 학생들에게 조금이라도 방향 제시를 해줄 수 있는 등불을 만들어 보고자 하였을 따름입니다. 이 책을 함께 집필하신 교수님들 외에도 한의학에 대해서 남다른 고민을 해 오신 분들이라면 이보다 더 밝은 등불을 제시해 주실 수 있을 것이라고 생각합니다. 이 책에서 제시하는 등불보다 더 밝은 그러한 등불들이, 한의학에 입문하는 학생들에게 좀 더 원활히 제공될 수 있도록 하는 계기가 되었으면 하는 것이 이 책 집필진들의 진실된 마음일 것입니다.

또한 이러한 집필진들의 마음에 불을 지펴준 학생들의 진심 어린 물음이 없었다면 이번과 같은 성찰의 기회는 없었을 것이라고 생각합니다. 아인슈타인은 다음과 같이 말했습니다. "만약 곧 죽을 상황에 처했고, 목숨을 구할 방법을 단 1시간 안에 찾아야만 한다면, 1시간 중 55분은 문제점이 무엇인지 찾는데 사용하고, 정답을 찾는 데에는 5분만 사용하겠다.(If I had one our to save the world, I would spend fifty-five minutes defining the problem and only five minutes finding solution.)" 55분간의 지속적인 물음을 통해 올바른 문제점이 무엇인지 파악하고 나면, 정답을 찾는 데에는 5분도 걸리지 않을 것이라는 뜻으로 해석할 수 있을 것입니다.

이 책을 집필하면서, 그동안 제가 한의학과 관련된 여러 가지 사안들에 대한 해답을 제시하려는 데에만 급급하며 55분의 시간을 낭비해 오지 않았나 하는 생각을 함께 해 보았습니다. 학생들의 물음이 지속될수록 해답을 제시하는 데에만 급급하기 보다는, 학생들처럼 정확한 문제점을 가시화할 수 있는 솔직한 물음을 지속적으로 함께 던져 나아가야 한다는 생각이 들었습니다. 한의학을 연구하시는 모든 분들이 함께 오늘날의 한의학의 문제점이 무엇인지에 대해 끊임없는 물음을 던짐으로써 보건의료의 중심으로 우뚝 서는 한의학으로 발전해 나아갈 수 있기를 기대합니다.

그리고 좋은 성찰의 기회를 함께 할 수 있게 해 주신 백진웅 교수님, 최병태 교수님, 그리고 학생들에게 감사를 드립니다.

집필을 마치며

2014. 01. 31.

홍 진 우

한의학 소담(韓醫學 逍談)

초판 1쇄 2014년 2월 28일
2판 2쇄 2022년 8월 31일

지 은 이 최병태 · 백진웅 · 홍진우

발 행 인 차정인
펴 낸 곳 부산대학교출판문화원
주소 – 부산광역시 금정구 부산대학로63번길 2(장전동)
전화 – (051) 510 – 1932~3
전송 – (051) 512 – 7812
등록 – 제1983-000001호 1983. 11. 10.

ISBN 978-89-7316-697-8 93510